前　言

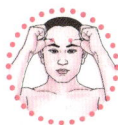

　　现代社会，由于人们的社会生活节奏加快，压力也越来越大，诸如失眠、颈肩酸痛、心悸、月经不调等疾病逐渐多见起来，加之现代人饮食不规律，疏于节制而造成机体趋向阴阳不调状态，使得大病小症一一出现。因此，近年来兴起了一股天然养生热，而顺应先人颐养之道的经络穴位按摩方法，尤其受到人们的推崇。

　　在中医养生观念里，人们的日常生活宜顺应阴阳、天地、四季、经络走向等养生原则来进行，否则容易导致疾病。依循经络循行，结合穴位按摩，可以缓解身体的各种不适。人体经穴有362处，但主治病症不同，尽管穴位按摩对人体病症确有疗效，但取穴是否准确、针灸深度是否精准、配穴治疗是否得当、按压力度是否适宜，皆关乎准确治疗的效果。因此，具备正确的经络穴位按摩常识，不仅可以自救，也可救人。

　　本书所囊括的穴位，皆是人体临床常见特效穴，其详尽的穴位解说、主治、人体取穴部位与疾病配穴、按摩手法及力度皆配以精美图说，深入浅出，使读者一目了然，是家庭必备的自疗养生书。针对人体各经络的穴位名，引用先人医典，如《黄帝内经》《医宗金鉴》《针灸甲乙经》《针灸大成》等中医文献，逐一解释各穴疗效。通经络得以延年益寿，指压穴位得以改善病症，故本书通过通俗易懂的形式，以达到帮助读者提高自身和家人身体健康水平的目的。

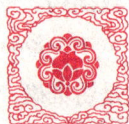

目 录

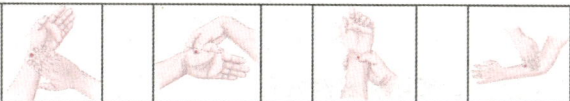

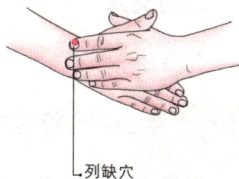

列缺穴

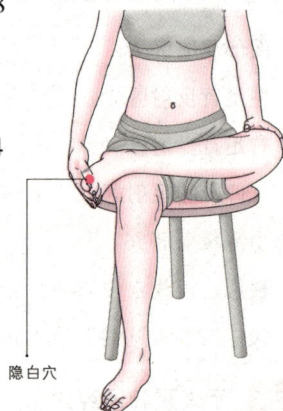

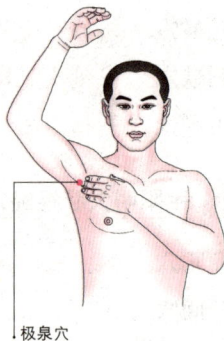

隐白穴

极泉穴

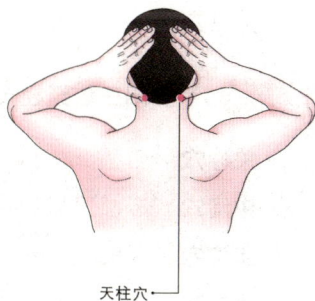

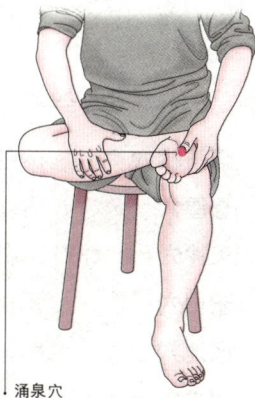

天柱穴

涌泉穴

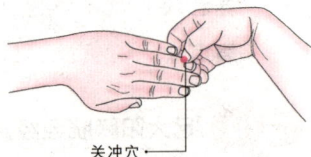

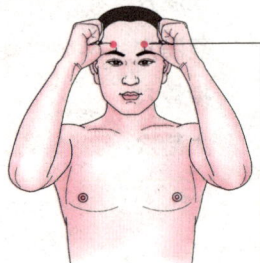

关冲穴

阳白穴

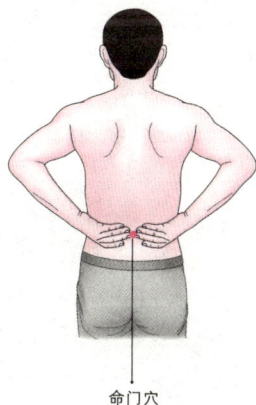

命门穴

绪 章

身体的反射区和人体穴位

　　人体主要有5大反射区：面部反射区、左足底反射区、右足底反射区、掌部脏腑反射区、手部反射区。这些反射区分别对应人体的不同部位和脏腑，在穴位按摩中起着重要作用。

　　人体的经络系统主要包括十二经脉、奇经八脉、十五络脉、十二经别、十二经筋等。十二经脉，即手三阴经、足三阴经、手三阳经、足三阳经，是人体气血运行的主要通道。奇经八脉是督脉、任脉、冲脉、带脉、阳维脉、阴维脉、阴跷脉、阳跷脉的总称，有统率、联络和调节十二经脉的作用。这两大经络系统为人们日常保健所常用，故本书予以着重介绍。

　　用自己的手指作尺度，可以轻松地找到人体经络上的穴位，再通过按法、摩法、推法和捏拿法等手法，就能够轻松实现自我按摩经络穴位。

面部反射区

人的面部以鼻中线为分界线，从上到下，从鼻到耳，分别对应人体的不同部位。并且，左右两侧呈对称状。

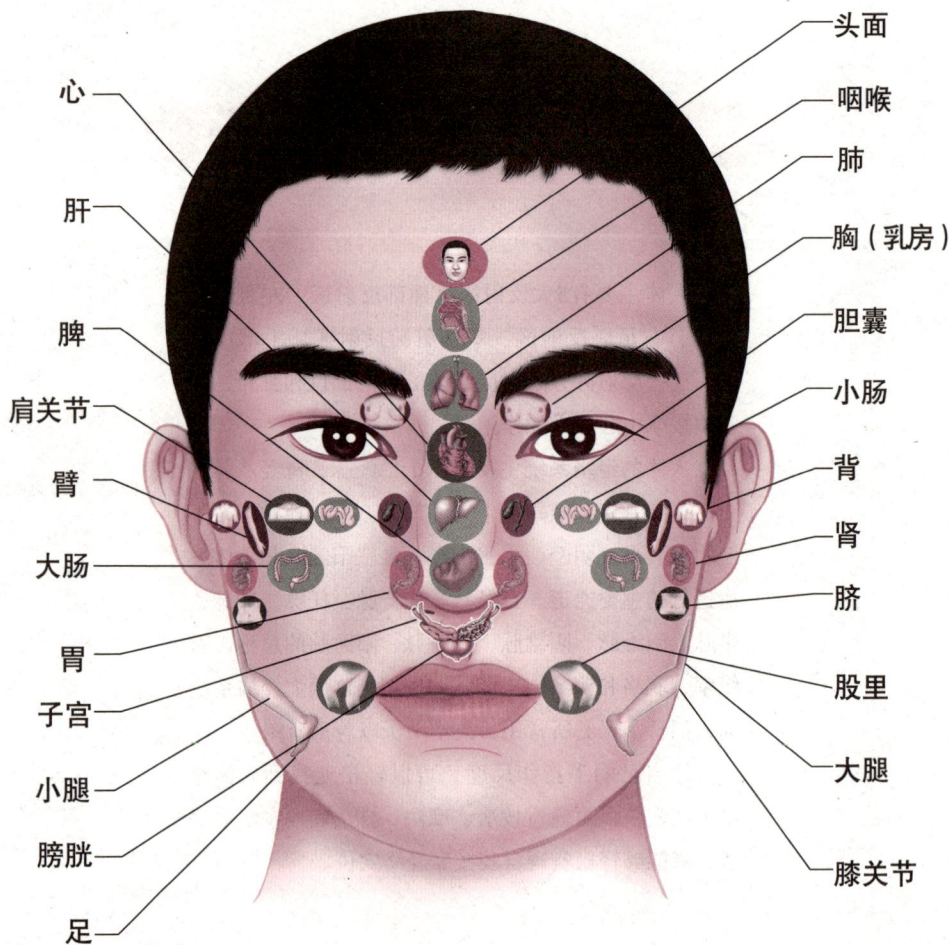

心
肝
脾
肩关节
臂
大肠
胃
子宫
小腿
膀胱
足

头面
咽喉
肺
胸（乳房）
胆囊
小肠
背
肾
脐
股里
大腿
膝关节

左足背反射区

大敦穴　　隐白穴
厉兑穴

1 脸面

主治：面神经麻痹、脸部皮肤瘙痒。

2 眼睛

主治：眼睛疲劳、结膜炎、角膜炎、白内障、近视、远视、散光。

3 上身淋巴腺

主治：发热、各种炎症、囊肿、肌瘤。

4 下身淋巴腺

主治：发热、囊肿、肌瘤、蜂窝性组织炎、腿部水肿。

5 肩胛骨

主治：肩胛骨酸痛、背痛、五十肩、肩关节酸痛。

6 乳房、胸腔

主治：胸闷、经期乳房肿痛、乳腺炎。

7 横膈膜

主治：打嗝儿、胀气、呕吐、腹痛、恶心。

8 内耳迷路

主治：头晕、眼花、耳鸣、目眩、高血压、低血压。

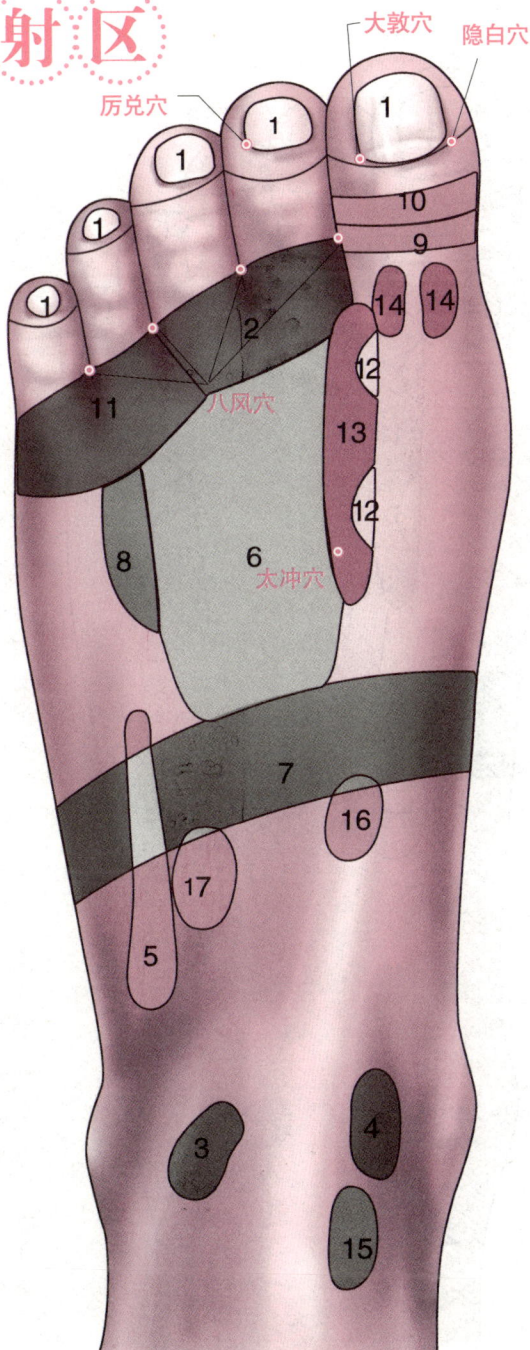

10
9
14　14
12
13
12
2
11
八风穴
8
6
太冲穴
7
16
17
5
3
4
15

右足背反射区

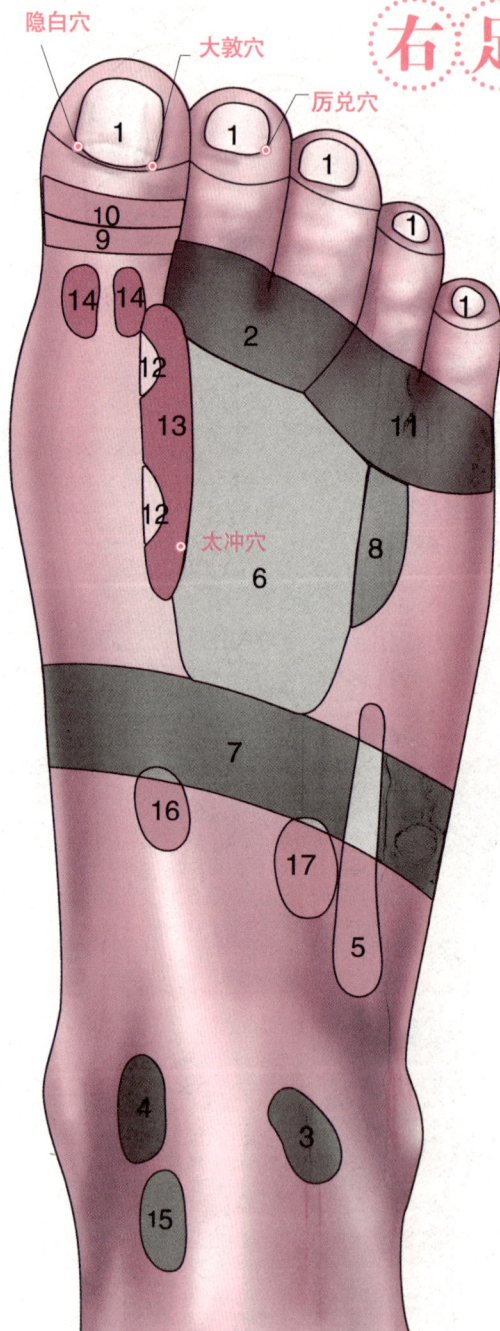

隐白穴
大敦穴
厉兑穴

太冲穴

9 下颌（牙）

主治：下颌感染化脓、下颌关节炎、打鼾、牙周炎、牙疼。

10 上颌（牙）

主治：上颌感染、上颌关节炎、牙周炎。

11 耳朵

主治：耳鸣、中耳炎、重听、外耳炎。

12 气管、喉部

主治：喉痛、气管炎、气喘、感冒、咳嗽。

13 胸部淋巴腺

主治：各种发炎、发热、囊肿、乳房肿瘤、胸痛。

14 扁桃体

主治：感冒、喉咙痛、扁桃体发炎。

15 腹股沟

主治：生殖系统病变、性冷淡、疝气、不孕不育症。

16 内侧肋骨

主治：肋骨酸痛、胸闷气短、肋膜炎。

17 外侧肋骨

主治：肋骨的各种病变、闪腰、胸闷、胸紧、肋膜炎。

掌 部 脏 腑 反 射 区

这是掌部脏腑反射区图，参照此图，按图索骥，可以快速掌握各反射区的准确位置，配合适当的按摩技巧，可达到自我保健、防治疾病的目的。

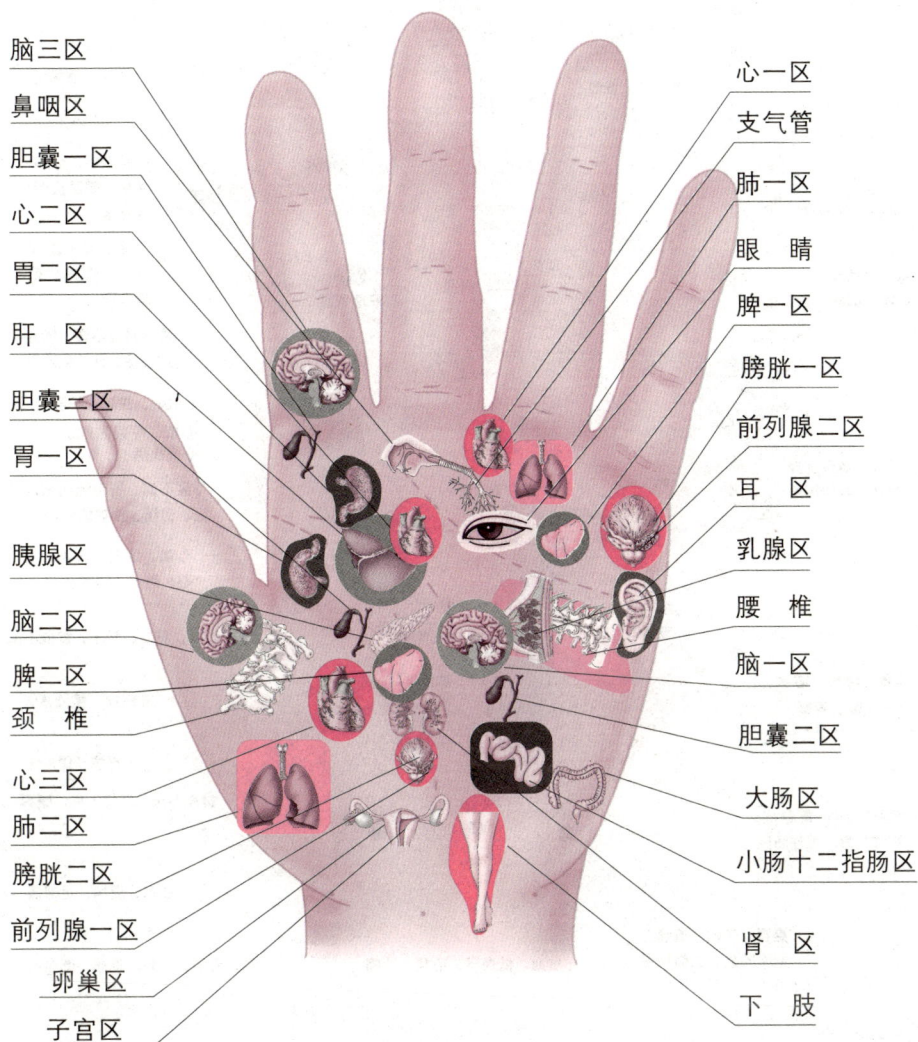

脑三区
鼻咽区
胆囊一区
心二区
胃二区
肝 区
胆囊三区
胃一区
胰腺区
脑二区
脾二区
颈 椎
心三区
肺二区
膀胱二区
前列腺一区
卵巢区
子宫区

心一区
支气管
肺一区
眼 晴
脾一区
膀胱一区
前列腺二区
耳 区
乳腺区
腰 椎
脑一区
胆囊二区
大肠区
小肠十二指肠区
肾 区
下 肢

手部反射区

腹痛、腹泻、肠炎、牙痛、鼻炎、头痛、焦虑

心痛、心烦、胸闷、头晕、糖尿病

偏头痛、眩晕、消化不良

头痛、焦虑、神经官能症

感冒、痔疮、腹泻、过敏性鼻炎

喉中异物、中耳炎、眩晕

神经衰弱、失眠、自主神经功能紊乱

哮喘、咳嗽、肩酸痛、肺气肿

肺炎、气喘、咳嗽、胸闷、鼻出血

感冒、牙痛、鼻炎

头痛、糖尿病

心包经

大肠经

三焦经

心经

小肠经

心穴

肺穴

心穴

大肠

耳、咽区

手掌区

肝胆穴区

肾穴

肝胆疾病、牙痛、头痛、眼睛疲劳、荨麻疹

牙痛、肾和膀胱疾病、围绝经期综合征

肺经

少商

咳喘点

精心区

心悸点

命门

生殖区

怕冷、月经不调、围绝经综合征、性功能障碍

心脏病、失眠、呼吸困难

心烦、呼吸困难、心脏疾病

咽炎、急性肺炎、高热、呼吸困难

劳宫穴

月经不调、围绝经期综合征、遗精、性功能障碍

手心

心痛、胸闷、失眠、恶心、呕吐、烦躁

胸腔、呼吸器官区

胃、脾、大肠区

多汗点

胃肠点

怕冷、贫血、晕车、食欲不振

神经性胃肠区

多汗症、精神紧张

感冒、哮喘、咳嗽、咽喉肿痛、鼻塞

足腿区

胃痛、胃溃疡

食欲不振、消化不良、腹泻

食欲不振、青春痘、肥胖、急、慢性肠炎

太渊

大陵

神门

腰痛、腿痛、足部痛

感冒、气喘、胸痛、咽喉肿痛、过敏性鼻炎

贫血、低血压、心烦、头痛

心烦、心慌、失眠、贫血、低血压

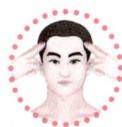

教您轻松找穴位

手指度量法

　　中医里有手指"同身寸"一说，就是用自己的手指作为寻找穴位的尺度。人有高矮胖瘦，骨节更是有长短不同，虽然两人各测得1寸长度，但实际距离却是不同的。

1寸	1.5寸	2寸	3寸
大拇指横宽	示指和中指横宽	示指、中指和无名指横宽	示指、中指、无名指和小指横宽

标志参照法

固定标志：如眉毛、脚踝、指甲或趾甲、乳头、肚脐等，都是常见的判别穴位的标志。如印堂穴位于双眉的正中央，膻中穴位于左右乳头连线中点的凹陷处。

动作标志：必须采取相应的动作姿势才能出现的标志，如张口取耳屏前凹陷处即为听宫穴。

身体度量法

利用身体的部位及线条作为简单的参考度量，也是找穴的一个好方法。

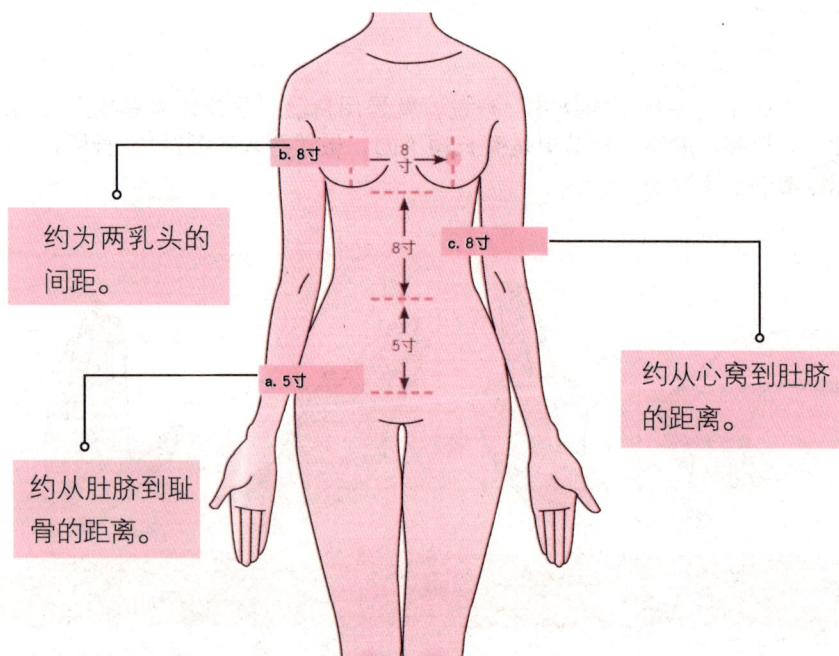

b. 8寸

8寸

8寸

c. 8寸

5寸

a. 5寸

约为两乳头的间距。

约从心窝到肚脐的距离。

约从肚脐到耻骨的距离。

徒手找穴法

触摸法： 以大拇指或其他四指指腹触摸皮肤，如感觉到皮肤异常粗糙，或刺痛，或有硬结，可能就是穴位所在。

抓捏法： 以大拇指和示指轻捏感觉异常的部位，当捏到经穴部位时会感觉特别疼痛，而且身体会不由自主地想逃避。

按压法： 对抓捏时皮肤感到疼痛的部位，再以大拇指或示指轻压此处并画小圈。如果手指头碰到有点状或条状硬结的部位，即可确定是经穴所在的位置。

穴位按摩常见四大手法

按法　这是最常用的按摩手法，动作简单易学。

按摩法	使用部位	说明	适用部位
指按法	手指	以拇指端或螺纹面着力，余四指张开置于相应位置以支撑助力，拇指垂直向下按压	全身
掌按法	手掌	以单手或双手掌面置于治疗部位，以肩关节为支点，利用身体上半部的重量，垂直向下按压	面积较大且平坦的部位，如腰背及腹部
肘压法	肘	将肘弯曲，利用肘端针对定点穴位施力按压	由于刺激较强，适用于体形较胖、感觉神经较迟钝者及脂肪较厚的部位，如臀部和腿部

摩法　这是按摩手法中最轻柔的一种，力道所及仅限于皮肤及皮下。

按摩法	使用部位	说明	适用部位
指摩法	手指	利用示指、中指和无名指等指腹进行轻按揉摩	胸部、腹部
掌摩法	手掌	利用手掌掌面进行轻按揉摩	面部、胸部、腿部

推法　用手指或手掌着力于人体一定部位或穴位，向一定方向推动。

按摩法	使用部位	说明	适用部位
指推法	手指	包括拇指指腹推法、拇指侧推法、指节推法三种指推法，是以指端或者指螺纹面进行的短距离、单方向直线推动的手法	范围小的酸痛部位，如肩、腰及四肢
掌推法	手掌	利用手掌根部按摩特定部位。面积较大或要加强效果时，可用双手交叉重叠的方式推动	面积较大的部位，如腰背和胸腹部
肘推法	肘	将肘弯曲，并利用肘端施力推进	由于刺激较强，适用于体形较胖者及脂肪较厚之处，如臀部和腿部

捏拿法　以大拇指和其余手指的指端，像要抓起东西的样子，稍用力提起肌肉，即拿法；捏法是用拇指和示指把皮肤和肌肉捏起来。

按摩法	使用部位	说明	适用部位
捏拿法	手指	用大拇指、示指和中指的力量，在特定部位及穴位上，以捏掐及提拿的方式施力。力道要柔和，由轻而重，再由重而轻	头面部、颈部、肩背部及四肢部位

第①章

手太阴肺经经穴

　　手太阴肺经是一条与呼吸系统功能密切相关的经络，而且它还关系到胃和大肠的健康。此经脉始于中焦，向下联络大肠，再返回沿胃上口，穿过横膈，入属于肺。从喉部及上肢内侧，止于示指末端，经气由此与手阳明大肠经相接。

　　本经所属腧穴主治与"肺"有关的病症，如咳、喘、咳血、咽喉痛等肺系疾患及经脉循行部位的其他病症。《灵枢·经脉》中记载：肺手太阴之脉，起于中焦，下络大肠，还循胃口，上膈属肺。从肺系，横出腋下，下循臑内，行少阴、心主之前，下肘中，循臂内上骨下廉，入寸口，上鱼，循鱼际，出大指之端。其支者：从腕后，直出次指内廉，出其端。

中府

尺泽

孔最

列缺
太渊

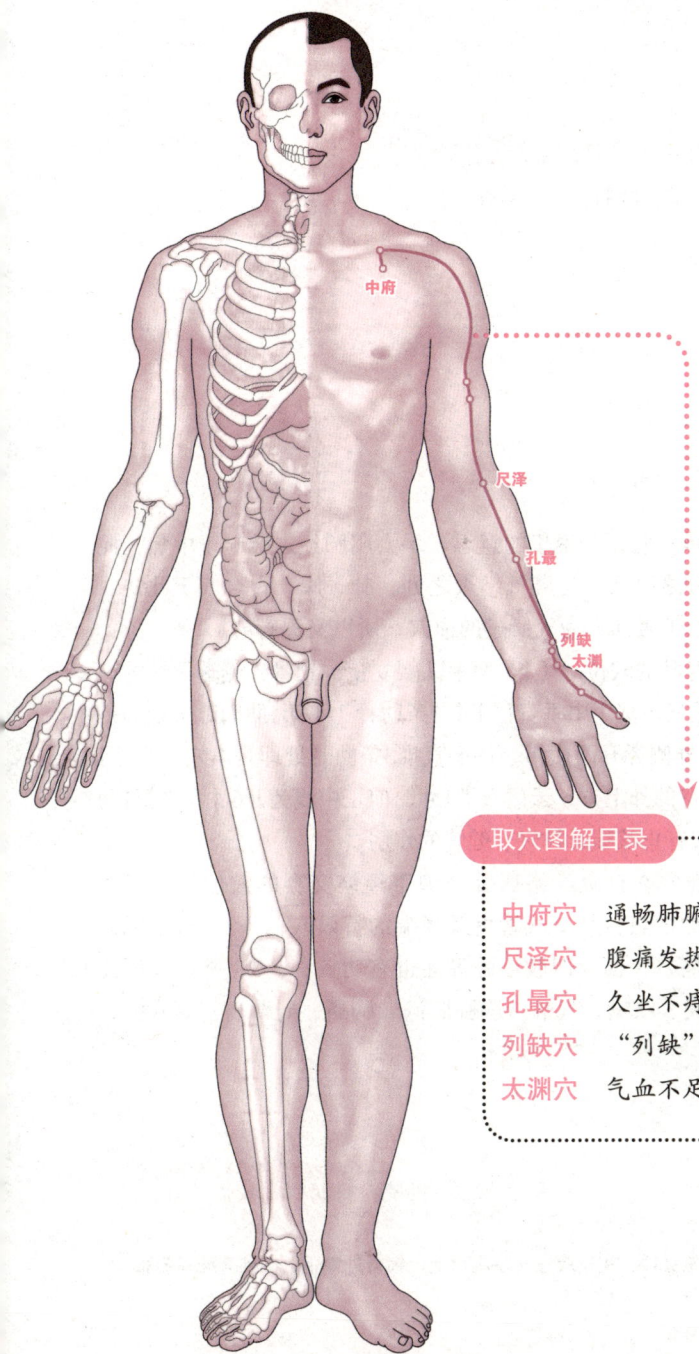

中府穴 通畅肺腑无阻碍

主治 咳嗽　气喘　胸痛　肩背痛等

中府穴出自《针灸甲乙经》，是手太阴肺经的募穴，别名膺中俞、府中俞、膺俞。《针灸大成》中载，此穴"治少气不得卧"。中医认为说，"少气"即气不足，"不得卧"是因为气淤积在身体上部，按摩此穴位可以使淤积之气疏利而通畅，对于通畅内脏抑郁淤积之气，即现在说的"郁闷"有效。古籍记载：主腹胀、四肢肿，食不下，喘气胸满，肩背痛，呕秽，呃逆上气，肺系急，肺寒热，胸悚悚，胆热呕逆，咳唾浊涕，风汗出，皮痛面肿，少气不得卧，伤寒胸中热，飞尸遁注，瘿瘤。

命名：中，指中焦；府，是聚集的意思。手太阴肺经之脉起于中焦，此穴为中气所聚，又为肺之募穴，是藏气结聚之处。肺、脾、胃合气于此穴，所以名为中府。又因位于膺部，为气所过的俞穴，所以又称膺俞。

部位：属于手肺经脉的穴位。（1）两手叉腰立正，锁骨外侧端下缘的三角窝（云门穴），由此三角窝正中垂直往下数1条肋骨（平第1肋间隙）处即是本穴；（2）男性乳头外侧旁开两横指，往上直推3条肋骨处即是本穴（平第1肋间隙）；（3）胸前壁的外上方，云门穴下1寸，前正中线旁开6寸，平第1肋间隙处也是本穴。此穴有止咳喘、补气、健脾的作用。

主治：（1）中府穴在针灸经络属肺与脾脏经络交会的穴位，所以还可以泻除胸中及体内的烦热，是支气管炎及哮喘的特效穴；（2）对扁桃体炎、心脏病、胸肌疼痛、头面及四肢浮肿等症也有功效；（3）坚持按压此穴，对支气管炎、肺炎、咳嗽、气喘、胸肺胀满、胸痛、肩背痛胀等病症，也有很好的调理功效。

自我取穴按摩法

① 正坐或仰卧。

② 右手示、中、无名三指并拢，用指腹按压左胸窝上，锁骨外端下，感到有酸痛闷胀之处即为左侧中府穴。

③ 向外顺时针按揉1～3分钟。

④ 再用左手以同样的方式逆时针按揉右胸中府穴。

取穴　按摩

▶ 精确取穴

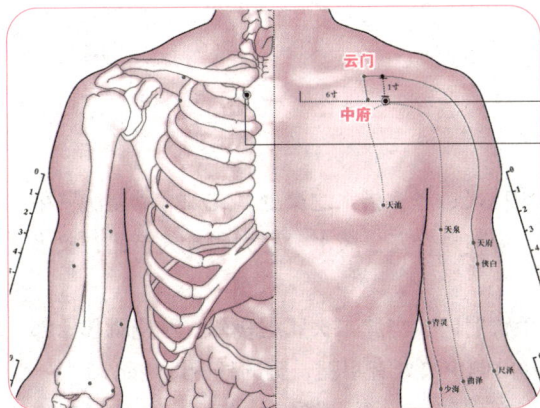

云门穴下1寸，前正中线旁开6寸。

平第1肋间隙处。

▶ 取穴技巧

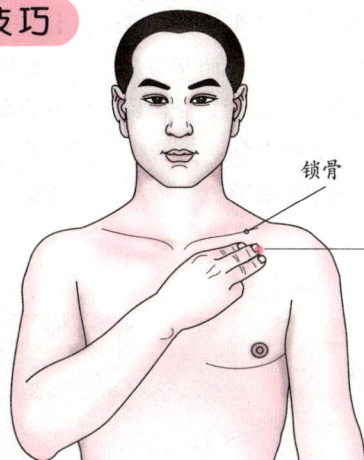

锁骨

功用

宣肺理气，和胃利水。

配伍治病

胸热：中府配大杼、膺俞、缺盆、背俞。

正坐或仰卧，将右手三指（示、中、无名指）并拢，放在胸窝上，中指指腹所在的锁骨外端下即是。

▶ 自我按摩

右手示、中、无名三指并拢，向外顺时针按揉左胸中府穴，再用左手以同样方式逆时针按揉右胸中府穴，各1～3分钟。

程度	摩揉法	时间(分钟)
适度		1～3

尺泽穴 腹痛发热首选穴

主治 咳嗽 气喘 咯血 咽喉肿痛等

尺泽穴属于手太阴肺经，出自《灵枢·本输》，又名鬼受、鬼堂，为肺经的合穴。"合"有汇合的意思，经气充盛，由此深入，进而汇合于脏腑，恰似百川汇合入海，故称为"合"。尺泽穴为肺经合穴，既具有合穴的共性，又有自己的特性。

命名：尺，前臂内侧称尺；泽，指水之聚处。在"考骨度法"中，有从腕至肘，穴当肘窝深处，为肺经合穴，属水，手太阴脉气至此，象水之归聚处，故名。

部位：尺泽穴位于手臂肘区，当肱二头肌腱桡侧，肱桡肌起始部。取穴时先将手臂上举，在手臂内侧中央处有粗腱，腱的外侧即是此穴。

主治：（1）此穴有清实肺气、泻火降压的作用。按摩此穴对无名腹痛有特效；（2）对咳嗽、气喘、肺炎、支气管炎、咽喉肿痛有一定疗效；（3）尺泽穴是最好的补肾穴，通过降肺气而补肾，最适合上实下虚的人、喘不上气的人。此时，可点揉尺泽穴。尺，也暗指肾脏（中医诊脉讲"寸、关、尺"，而"尺"正是肾脉之反应处）；泽，是雨露，引申为灌溉。由此可知，此穴有补肾之意；（4）如有肘臂挛痛、皮肤痒、过敏等病症，坚持按压此穴，会有很好的调理功效。（5）治咳嗽、哮喘，配列缺、肺俞；咽痛用针点刺尺泽配合谷。

自我取穴按摩法

① 伸左臂向前，仰掌，掌心朝上。
② 肘部微微弯曲约35度。
③ 用右手，手掌由下而上轻托左肘部。
④ 弯曲右手大拇指，以指腹按压肘窝凹陷处，有酸痛的感觉。
⑤ 每次左右两手各按压1～3分钟。

取穴 按摩

▶ 精确取穴

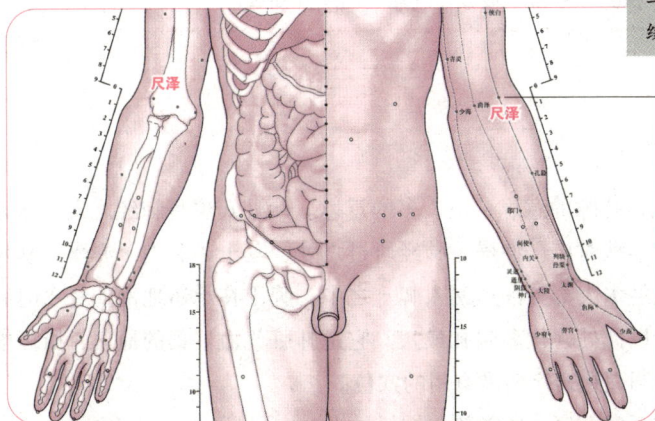

肘横纹上，肱二头肌腱桡侧缘凹陷处。

▶ 取穴技巧

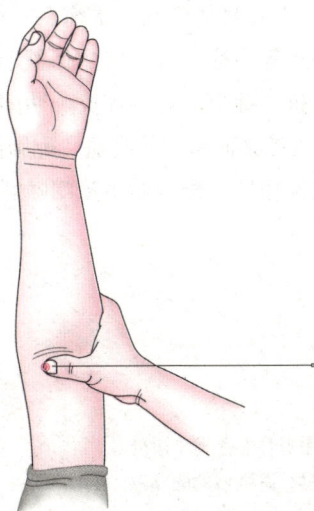

功用

清实肺气，泻火降压。

配伍治病

咳嗽、哮喘：尺泽配列缺、肺俞。

咽痛：尺泽配合谷。

伸臂向前，仰掌，掌心朝上。手肘微微弯曲约35度。以另一只手的手掌由下而上轻托肘部。弯曲大拇指，指腹所在的肘窝中凹陷处即是。

▶ 自我按摩

弯曲大拇指，以指腹按压尺泽穴，每次左右手各按压1~3分钟。

程度	拇指压法	时间(分钟)
适度		1~3

孔最穴 久坐不痔的秘诀

主治 鼻衄 咯血 咳嗽 气喘 咽喉肿痛等

孔最穴出自《针灸甲乙经》，属手太阴肺经的郄穴，传说曾治愈孔子的痔疮，故名孔最。

命名：孔，孔隙的意思；最，多的意思。此处穴位是肺经之穴，从四季时序上讲，肺与秋对应，性燥，肺经所过之处，其土（肌肉）亦燥，从尺泽穴流来的地部经水大部分渗透漏入脾土之中，脾土在承运地部的经水时就像过筛一般，所以此处穴位名叫孔最穴。它是肺脏气血聚集的地方，所以能够开窍通瘀，是调理孔窍疾病最有用的穴位。

部位：在手臂前区，腕掌侧远端横纹上7寸，尺泽与太渊连线上。

主治：（1）此穴有肃降肺气、清肺热，凉血、止血之功，坚持按摩此穴能治疗大肠炎及痔疮；（2）对身体发热、头痛、吐血、肺结核、手指关节炎、咳嗽、失声、咽喉肿痛等病症都有很好的保健功效；（3）能治疗支气管炎、支气管哮喘、肺结核、肺炎、扁桃体炎、肋间神经痛等；（4）用鱼腥草穴位注射，主治支气管扩张而引起的咯血，配肺俞、风门主治咳嗽、气喘；用电针刺激治疗哮喘发作期，配少商主治咽喉肿痛；（5）头痛配天柱、大杼有较好的较果。

自我取穴按摩法

① 左手臂向前，仰掌向上，右手握住左手臂中段处。
② 用右手拇指指甲垂直下压按揉，有强烈的酸痛感。
③ 左右手臂各有1穴，先左后右，每次各按揉1~3分钟。

取穴 按摩

▶ 精确取穴

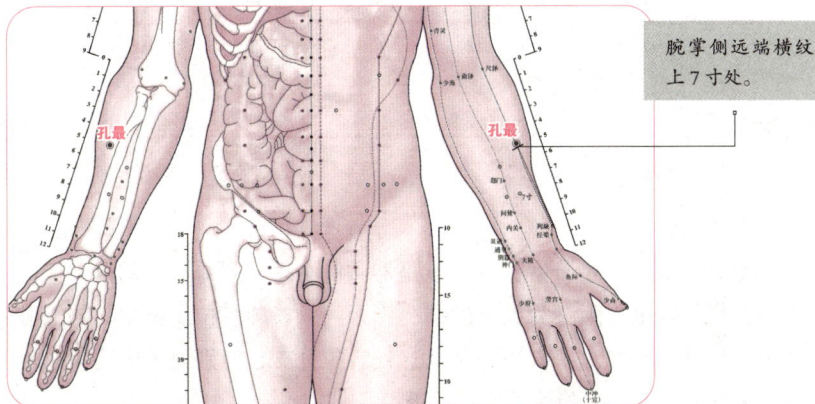

腕掌侧远端横纹上7寸处。

▶ 取穴技巧

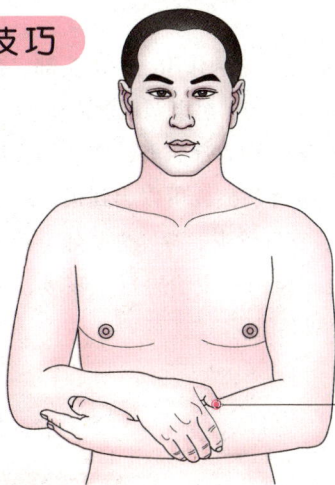

功用

开瘀通窍、调理肺气、清热止血。

配伍治病

咳嗽、气喘：孔最配肺俞、尺泽。

咯血：孔最配鱼际。

左手臂向前，仰掌向上，右手握住左手臂中段处。用右手拇指指甲垂直下压即是该穴。左右各有1穴。

▶ 自我按摩

用拇指指甲垂直下压按揉，先按左臂穴位，再按右臂穴位，每次各按揉1~3分钟。

程度	拇指压法	时间(分钟)
适度		1~3

列缺穴 "列缺"霹雳，阴霾消散

主治 咳嗽 气喘 咽喉肿痛 偏正头痛 齿痛 口眼歪斜等

列缺穴出自《灵枢·经脉》，又名"童玄"。此处穴位是手太阴肺经的络穴，手太阴肺经从此穴分支走向手阳明大肠经。列缺穴也是八脉交会穴之一，通任脉，古籍中有"头项寻列缺"的口诀。列缺穴是手太阴肺经的络穴，在临床诊断上，具有辨证虚实的特点。

命名：列，是指分解；缺，就是器破的意思，列缺，指的是"天闪"，中国古代称闪电，附会为天上的裂缝（天门）。肺脏位于胸中，居五脏六腑之上，象征"天"。手太阴肺经从这处穴位分支，而别通手阳明大肠经脉，脉气由此别裂而去，像是天庭的裂缝。

部位：在前臂，腕掌侧远端横纹上1.5寸，拇短伸肌腱和拇长展肌腱之间，拇长展肌腱沟的凹陷中。

主治：（1）此穴有宣肺解表、通经活络的作用。主治头部、颈项的各种疾病，对各类热病均有良好的退热作用；（2）可以调理食道痉挛；（3）经常掐按此穴，对三叉神经痛、面神经麻痹、桡骨部肌炎、咳嗽、气喘、鼻炎、齿痛、脑缺血、健忘、惊悸、半身不遂等病症，可以起到很好的调理效果；（4）现代针灸按摩常用于治疗感冒、支气管炎、神经性头痛、落枕、腕关节及周围软组织疾患等；（5）配风池、风门等主治感冒、咳嗽、头痛，配合谷、外关主治项强痛等，配照海主治咽喉干痛。

自我取穴按摩法

① 两只手的拇指张开，左右两手的虎口贴合呈交叉形。
② 右手示指压在左手的桡骨茎状突起的上部，示指尖到达的地方即是此穴。
③ 用示指的指腹按揉，或者用示指的指尖点按，会有酸痛或酥麻的感觉。
④ 先左手后右手，每次各揉（点）按1～3分钟。

取穴 按摩

▶ 精确取穴

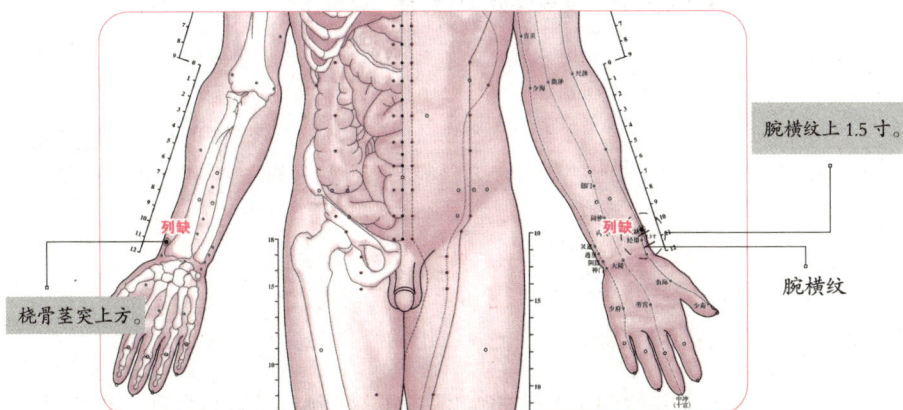

腕横纹上1.5寸。

列缺

桡骨茎突上方。

列缺

腕横纹

▶ 取穴技巧

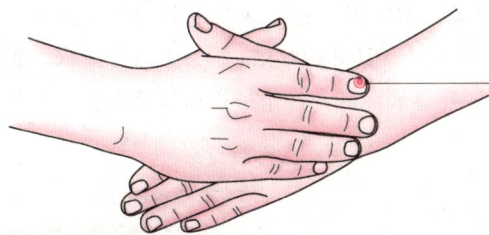

功用

止咳平喘、利水通淋、通经活络。

配伍治病

感冒、咳嗽、头痛：列缺配风池、风门。

咽喉疼痛：列缺配照海。

两手拇指张开，两虎口贴合呈交叉形。用右手示指压在左手桡骨茎突上，示指尖到达的位置即是。

▶ 自我按摩

用示指指腹按揉，或者用示指指尖点按，先左手后右手，每次各揉（点）按1~3分钟。

程度	示指揉法	时间(分钟)
适度		1~3

太渊穴 气血不足，太渊相助

主治 流行性感冒 支气管炎 无脉症 腕臂痛等

太渊穴属于手太阴肺经上的腧穴。肺朝百脉，脉会太渊；肺主气、司呼吸，气为血之统帅，此处穴位开于寅，得气最先，所以在人体的穴位中占有非常重要的地位。太渊穴犹如山洞深渊，而此处穴位的气血就犹如流淌在山洞的溪水。溪水的寒热温凉及多少的变化，直接影响并导致穴位局部环境的改变，而这种改变是通过从深渊中散发出来的水汽实现的。局部环境的改变会进一步影响到更大的环境，这就是太渊穴的内在作用原理。太渊穴对身体虚弱、气不足、讲话有气无力、面色苍白、脉搏微弱，严重时甚至无法触摸到脉象的"无脉症"具有很好的改善效果。

命名： 太，大并达到了极致的意思；渊，深涧、深洞的意思，此处指穴位的形态。这个穴位的名称来自其在微观下的形态特征，如肺经水液在这个地方散化成为凉性水湿。又因为此处穴位在手内横纹的凹陷处，经水的流向是从地之天部流向地之地部的，就如同经水从山的顶峰流进地面深渊的底部，所以名叫太渊穴。

部位： 在腕前区，桡骨茎突与舟状骨之间，拇长展肌腱尺侧凹陷中。

主治： （1）能够治疗气不足、无脉症；（2）对流行性感冒、咳嗽、支气管炎、气喘、胸痛、咽喉肿痛等具有良好的疗效；（3）患有失眠、腕关节及周围软组织疾病、肋间神经痛等病症的人，坚持按压这处穴位，有很好的调理保健效果。

自我取穴按摩法

① 患者采用正坐的姿势，左手臂前伸，手掌心朝上。太渊穴位于手腕横纹上，拇指的根部。

② 用右手的手掌轻轻握住左手的手背。

③ 右手拇指弯曲，用拇指的指腹和指甲尖垂直方向轻轻按手腕横纹处，会有酸胀的感觉。

④ 分别按左右两手腕上的穴位，每次各按1~3分钟。

取穴 按摩

▶ 精确取穴

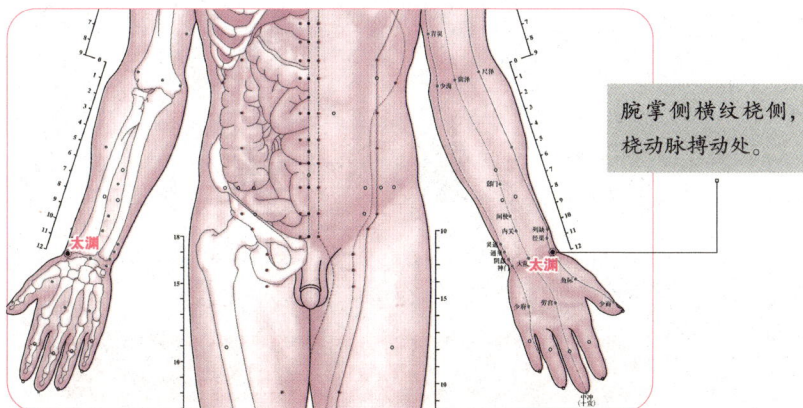

腕掌侧横纹桡侧，桡动脉搏动处。

▶ 取穴技巧

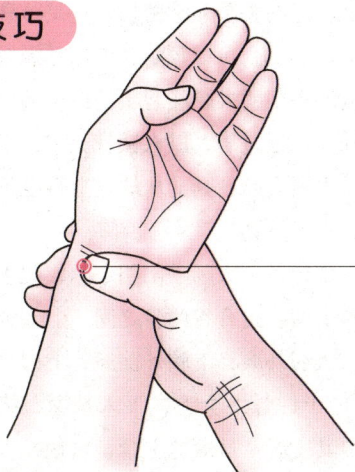

以一手手掌轻握另一只手的手腕，弯曲大拇指，大拇指指腹及甲尖垂直下按就是此穴。

功用

止咳化痰、通调血脉。

配伍治病

咳嗽、咳血、胸痛：太渊配尺泽、鱼际、肺俞。

无脉症：太渊配人迎。

▶ 自我按摩

弯曲拇指，以拇指的指腹及指甲尖垂直轻轻按，每次左右两侧各按1~3分钟。

程度	拇指压法	时间(分钟)
适度		1~3

第 ② 章

手阳明大肠经经穴

手阳明大肠经和肺经的关系非常密切，它是肺和大肠的保护者。疏通此经气血，可以预防和治疗呼吸系统和消化系统的疾病。手阳明大肠经起于示指末端，循行于上肢外侧的前缘，经过肩，进入锁骨上窝，联络肺脏，通过膈肌，入属大肠，其支从缺盆上行经颈部入下齿，过水沟，止于鼻侧。

《灵枢·经脉》中记载：大肠手阳明之脉，起于大指次指之端，循指上廉，出合谷两骨之间，上入两筋之中，循臂上廉，入肘外廉，上臑外前廉，上肩，出髃骨之前廉，上出于柱骨之会上，下入缺盆，络肺，下膈，属大肠。其支者：从缺盆上颈，贯颊，入下齿中；还出夹口，交水沟——左之右、右之左，上夹鼻孔。

手阳明大肠经可以治疗腹痛，肠鸣，泄泻，便秘，痢疾，咽喉肿痛，齿病，鼻流清涕或出血，本经循行部位疼痛、热肿或寒冷等。

下廉

阳溪
合谷
三间

商阳

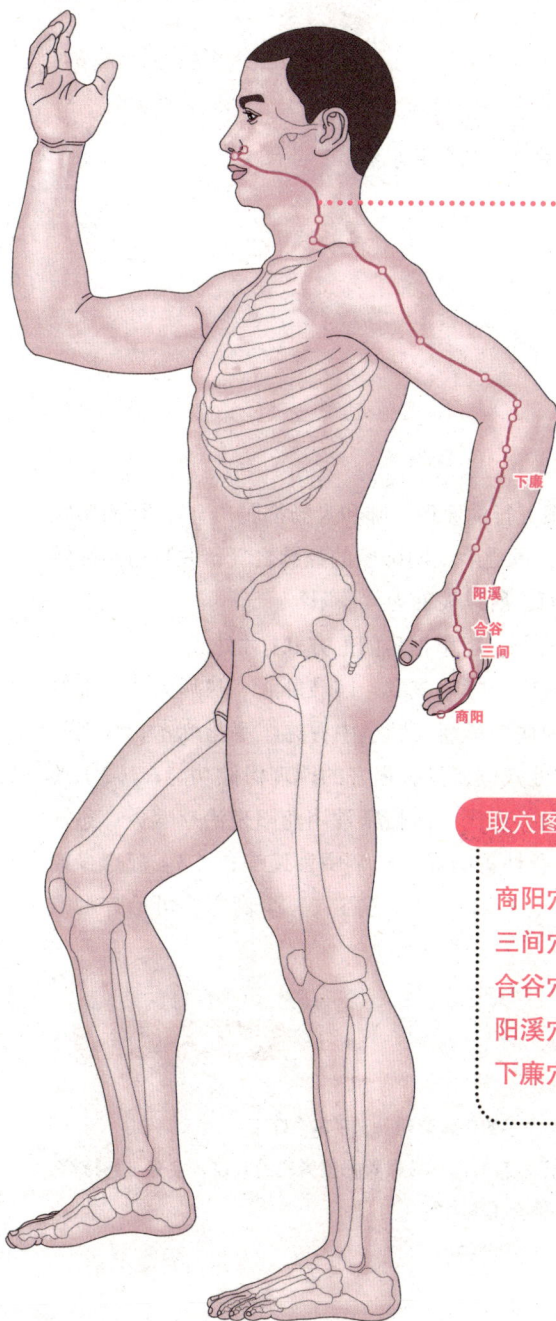

商阳穴 胸中气闷找商阳

主治 齿痛 咽喉肿痛 昏迷 脑卒中等

当我们偶感风寒时，通常会感到胸中气闷、咳嗽、全身发热、皮肤滚烫，此时真渴望能够大汗淋漓一场，让浑身感到舒舒服服的。那么，有没有一种既有效又简单的办法，帮我们缓解这种烦热的症状呢？其实，只需用力掐按商阳穴就能使身体感到舒服一些。关于这个穴位，中医古籍中的"商阳、合谷、阳谷、侠溪、厉兑、劳宫、腕骨，主热病汗不出""（商阳主）喘咳，支肿""（商阳主）指麻木""（商阳主）中风暴仆昏沉，痰塞壅"的论述便是掐按商阳穴可以缓解风寒烦热症状的依据。

命名：根据《易经》和阴阳五行的原理，肺和大肠都属"金"。而商阳穴位于手阳明大肠经的开始之处，承受手太阴肺经的经脉之气，并且由阴侧转入阳侧。在五行之中，金音属商，所以被称为"商阳"。

部位：在手指，示指末节桡侧，指甲根角侧上方0.1寸处。

主治：（1）对治疗胸中气闷、哮喘咳嗽、四肢肿胀、热病无汗，都有特殊的疗效；（2）患有咽喉肿痛、牙痛、脑卒中昏迷、手指麻木、耳鸣、耳聋等病症的人，坚持按压此处穴位，具有很好的调理保健功能；（3）还能治疗齿痛、颌肿、青盲；（4）现代中医临床常用商阳来治疗咽炎、急性扁桃体炎、腮腺炎、口腔炎、急性胃肠炎、脑卒中昏迷等；（5）配合少商穴、中冲穴等，可治疗脑卒中、中暑；配合合谷穴、少商穴，可治疗咽喉肿痛。

自我取穴按摩法

① 采取正坐的姿势。

② 用右手轻轻握住左手的示指尖，左手的手掌背朝上，手掌心朝下。

③ 右手的大拇指弯曲，用指甲尖沿垂直方向掐按靠着拇指旁侧的穴位，会有一种特殊的刺痛感。注意：轻轻掐压，并不需要用大力气。

④ 分别掐按左右两手，每次各掐按1～3分钟。

取穴　按摩

▶ 精确取穴

商阳

商阳

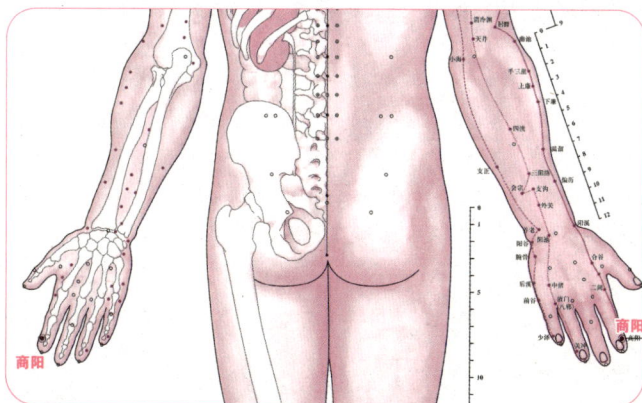

手指示指末节桡侧，距指甲角侧上方0.1寸处。

▶ 取穴技巧

以右手轻握左手示指，左手掌背朝上，屈曲右手大拇指，指甲尖垂直靠拇指侧的位置即是。

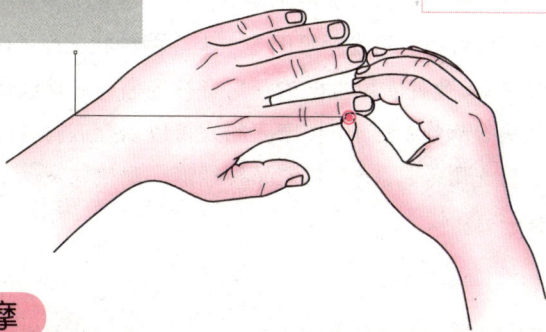

功用
理气平喘、消肿退热、活血止痛。

配伍治病
中暑： 商阳配少商、中冲。
咽喉肿痛： 商阳配合谷、少商。

▶ 自我按摩

左手手掌背朝上，手掌心朝下，弯曲右手拇指，以指甲尖垂直掐按左手示指靠拇指侧的穴位，轻轻掐压，不需大力，每次左右各掐按1~3分钟。

程度	掐按法	时间(分钟)
轻		1~3

三间穴 五官病痛全拿下

主治 齿痛 眼睑痒痛 痔疮痒痛 三叉神经痛 扁桃体炎等

　　白领们大多在写字楼里工作，白天长时间久坐，缺乏适量的运动，再加上较大的工作压力，使得大多数人脑力劳动过度，精神紧张，久而久之，很容易导致便秘，并由便秘导致肛门静脉血液循环障碍，从而形成静脉团，于是就患上了痔疮。痔疮通常会奇痒或者疼痛，令人坐卧不安，既影响心情，也影响工作和学习。痔疮痒痛难忍时，该怎么办呢？不要急，告诉你一个窍门，只要掐按三间穴就能快速止痛。平时如果经常按压此穴，还可预防痔疮。关于三间穴的作用，中医古籍中的"多卧善睡，胸满肠鸣，三间主之""三间、前谷，主目急痛""（三间）主牙齿疼痛，食物艰难，及偏风眼目诸疾"皆有介绍。

　　命名："三"是一个概数，与"二"相比稍大；间，间隔、间隙的意思。因为此处穴位的气血物质是从二间穴传来的天部清气，性温热，上行到三间后所处的天部位置比二间穴高，所以称为"三间穴"。三间穴也名"少谷"。

　　部位：在手背，第2掌指关节桡侧近端凹陷处。

　　主治：（1）对治疗风火牙痛、眼睑痒痛、嗜卧、咽喉肿痛，扁桃腺炎、肠鸣下痢、手指及手背红肿等症，都可以发挥疗效；（2）因为肺与大肠互为表里，如果肺气不畅，津液不能下达，会导致大便秘结；如果大肠实热，腑气不通，也可能会引发呼吸困难。上述两种状况都可以通过按摩三间穴得到改善；（3）此处穴位也能治疗肩背神经痛、肱神经痛、呼吸困难、口干气喘、热病等病症；（4）按摩三间穴可以治疗五官科的一些疾病，如急性结膜炎、青光眼等；（5）对三叉神经痛、扁桃体炎、手指肿痛、肩关节周围炎也有一定疗效。

自我取穴按摩法

① 左手平放，稍稍侧立。

② 用右手轻轻握住左手，右手大拇指弯曲，用指甲垂直掐按穴位，有酸痛感。

③ 分别掐按左右两手，每次各1~3分钟。

取穴　按摩

▶ 精确取穴

在第2掌指关节后，第2掌骨小头上方处。

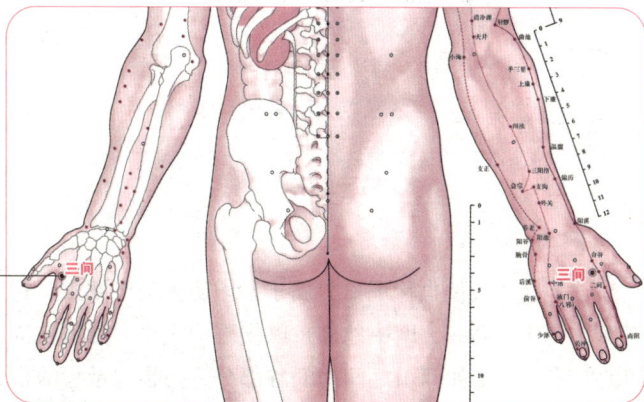

三间　三间

▶ 取穴技巧

功用
泻热止痛、利咽。

配伍治病
目视不清： 三间配攒竹。

将左手平放，稍稍侧立，用右手轻握，弯曲大拇指，用指甲垂直掐按左手示指指节桡侧近端凹陷处即是。

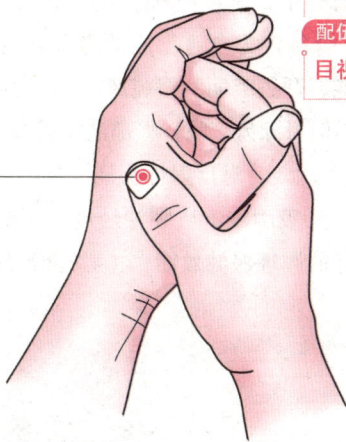

▶ 自我按摩

弯曲左手拇指，用右手拇指指甲垂直掐按穴位，每次左右手各掐按1~3分钟。

程度	掐按法	时间(分钟)
轻		1~3

合谷穴 牙疼是病也不怕

主治 发热 腹痛 齿痛 急性扁桃腺炎 疔疮等

俗话说："牙疼不是病，疼起来真要命！"相传，古时候有位官员，他从小锻炼身体，成年后几乎百病不生，唯一让他苦恼的是经年不愈的牙疼的毛病。为此，他做官后，凡遇到部属请假，只要事由为"牙疼"，他便立刻批准。由此可知，牙疼对人们造成的困扰有多大。这里告诉你一个小窍门，被牙疼折磨得苦不堪言时，只要按压合谷穴，便可立即止痛。

命名：这个穴位也称虎口，属于手阳明大肠经原穴。它是古代全身遍诊法三部九候部位之一，即中地部，以候胸中之气。因为它位于大拇指与示指之间的凹陷处，犹如两山之间的低谷部分，拇指与示指的指尖相合时，在两指骨间有一处低陷如山谷的部位，所以称"合谷"；起俗名为"虎口"，是因为手指张开之后，它的形状就像大张的虎口一样。

部位：在手背，第2掌骨桡侧的中点处。

主治：（1）合谷穴为全身反应的最大刺激点，可以降低血压、镇静神经、调整脏腑机能、开关节而利痹疏风、行气血而通经清瘀；（2）能治头面部的各种症状，不但对牙齿、眼、喉部的疾患有良好的功效，还能止喘、疗疮等；（3）坚持按压此穴，对反射性头痛、耳鸣、耳聋、鼻炎、蓄脓症、扁桃腺炎、视力模糊、呼吸困难、肩胛神经痛、痰阻、窒息、虚脱、失眠、神经衰弱等症都有很好的调理保健效能；（4）能治疗妇科妊娠疾病，如痛经、闭经、难产等。

自我取穴按摩法

① 左手轻握空拳，拇指和示指弯曲，两指的指尖轻触，立拳。
② 右手掌轻轻握在拳头外，用大拇指的指腹垂直按压穴位，有酸痛胀感。
③ 分别按压左右两手，每次各按1～3分钟。

取穴 按摩

▶ 精确取穴

手背第1、2掌骨间，第1骨间背侧肌中，深层有拇收肌横头。

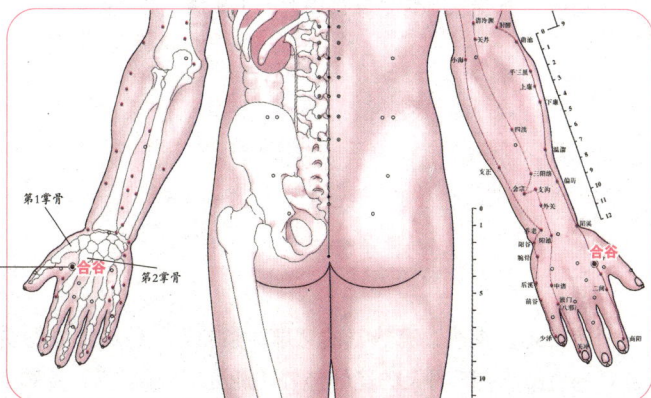

第1掌骨
合谷
第2掌骨

合谷

▶ 取穴技巧

左手轻握空拳，弯曲拇指与示指，两指指尖轻触，立拳，右手掌轻握拳外，以拇指指腹垂直下压即是该穴。

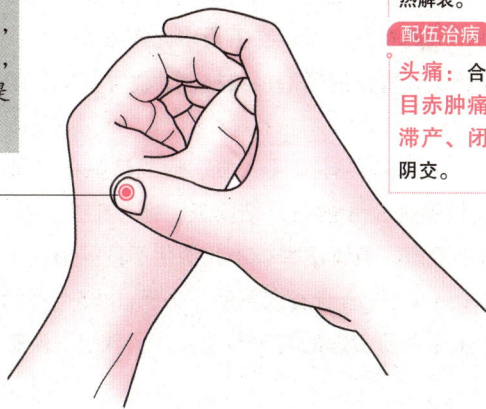

功用

镇静止痛、通经活络、清热解表。

配伍治病

头痛：合谷配太阳。
目赤肿痛：合谷配太冲。
滞产、闭经：合谷配三阴交。

▶ 自我按摩

左手掌轻握空拳，以右手拇指指腹垂直按压穴位，每次按压左右手各1~3分钟。

程度	拇指压法	时间(分钟)
重		1~3

阳溪穴 头痛耳聋一扫光

主治 头痛 耳聋 扁桃腺炎 手腕痛 肩臂不举等

你是否曾经因为头痛而辗转难眠？是否曾因为耳内轰隆隆作响，或者像虫鸣鸟叫一样异常难受？是否曾经因为手腕运动过度，或者频繁使用电脑，导致手腕疼痛不已？如果遇到这些毛病的话，不妨按摩一下阳溪穴，上述症状便可得到有效缓解。关于这个穴位的作用，中医古籍中的"痂疥，阳溪主之""（阳溪）主臂腕外侧痛不举""（阳溪）主热病烦心，瘾疹痂疥，厥逆头痛，咽喉肿痛，及狂妄、惊恐见鬼等证"皆有记载。

命名：阳，指热，有热气的意思，指此处穴位的气血物质为阳热之气；溪是路径的意思。手阳明大肠经的经气在此处吸收热气后，蒸腾上升行到天部。阳溪穴在手腕上侧横纹前两筋的凹陷中，形似小溪，其穴又属于阳经，故名"阳溪"。此穴又名中魁穴，中，与旁相对，正也，指本穴气血运行的线路是大肠之正经；魁，首也，指本穴的气血物质为阳热之气。"中魁"就是指此处穴位的功能是向大肠本经输送阳热之气。因为从合谷传来的水湿之气在这里吸热后上升于天部，表现出火的特征，所以在五行中此穴属火。

部位：在腕区，腕背侧远端横纹桡侧，桡骨茎突远端，解剖学"鼻烟窝"凹陷中。

主治：（1）阳溪穴有疏通气血、通经清瘀的功能；（2）对头痛、耳鸣、耳聋、扁桃腺炎、牙齿痛、结膜炎、寒热疟疾等症，皆有调理保健的功效；（3）对手腕痛、肩臂不举、小儿消化不良等病症，坚持按压此穴会有很好的调理效果；（4）配合合谷穴可治疗头痛；（5）现代中医临床常利用此穴治疗腱鞘炎、脑卒中所引起的腕关节及其周围软组织疾患、半身不遂等。

自我取穴按摩法

① 将左手掌向下平放，拇指伸直向上跷起，在腕背的桡侧，手腕横纹上侧有一凹陷处。

② 用右手轻握住左手手腕，右手拇指弯曲，用指甲垂直掐按穴位，会产生酸胀的感觉。

③ 分别掐按左右手阳溪穴，每次各掐按1～3分钟。

取穴 按摩

▶ 精确取穴

腕背侧远端横纹桡侧，拇指
向上跷起时，拇短伸肌腱与
拇长伸肌腱之间的凹陷中。

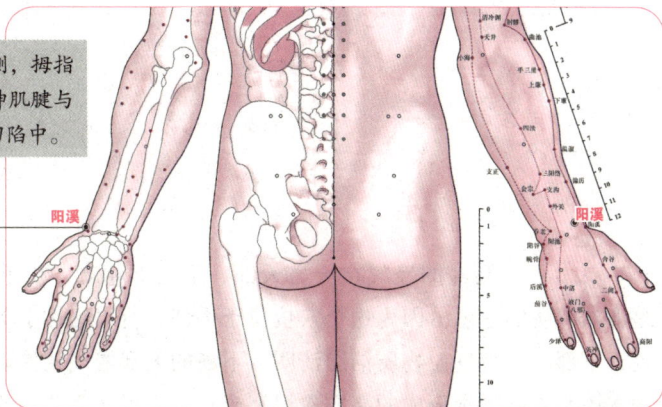

阳溪

阳溪

▶ 取穴技巧

功用
清热散风、通利关节。

配伍治病
腕部腱鞘炎： 阳溪配列缺。

手腕桡侧，拇指上翘，当两筋（拇
长伸肌腱与拇短伸肌腱）之间，腕
关节桡侧处即为此穴。

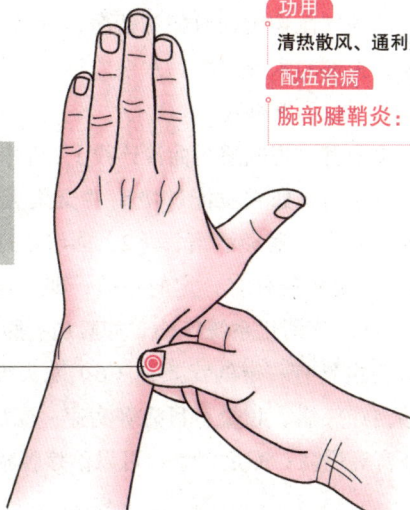

▶ 自我按摩

用右手轻握左手手腕，弯曲
右手大拇指，用指甲垂直掐
按穴位，每次左右手各掐按
1~3分钟。

程度	掐按法	时间(分钟)
重		1~3

下廉穴 肠胃健康，一身轻松

主治 肘关节炎　腹痛　肠鸣音亢进　头痛　目痛等

关于这个穴位，中医古籍中"（下廉主）头风，臂肘痛""（下廉主）胸胁小腹痛，偏风，热风，冷痹不遂，风湿痹""（下廉主）脑风眩晕，腹痛如刺，狂言狂走"等论述都指明了这个穴位的重要作用。其实，对于我们现代人来说，这个穴位还有一个特别的作用，就是能够帮助我们调理胃肠功能。

命名： 大肠经的经气在天之天部，下与上相对，指下部或下方；廉，是廉洁清明的意思。因为这个穴位位于手部，所以也称手下廉，就是说这个处于下部的穴位气血物质洁净清明。下廉的天部之气就像现代气象学中所说的在西北方向刚刚形成的高空冷湿气流，它不断从西北方的高空向东南方的低空移动，即横向下行。从温溜穴传来的水湿之气在此处的位置犹如天之天部，天之下部的气血物质相对廉洁清净，所以取名叫"下廉穴"。此穴的气血物质为天之天部的水湿之气。水湿之气大部分散热冷却横向下行上廉穴，小部分则横向下行手五里穴。

部位： 在前臂，当阳溪与曲池连线上，肘横纹下4寸处。

主治： （1）此处穴位能够吸附并聚集天之天部的浊重之气并使其沉降，可以调理肠胃，通经活络；（2）能够治疗头痛、眩晕、目痛等病症；（3）对运动系统疾病具有一定的疗效，如"网球肘"、肘关节炎、肘臂痛等；（4）能够治疗消化系统疾病，如腹痛、腹胀、肠鸣音亢进等；（5）对急性脑血管病也具有一定的疗效；（6）配头维穴、神庭穴，有清利头目的作用，能够治疗头痛、眩晕、目痛等病症；配丘墟穴，有清热泻火的作用，能够治疗狂言等病症；配足三里，可以治疗腹胀、腹痛。

自我取穴按摩法

① 左手侧腕曲肘，用右手的手指按住左手臂，右大拇指位于肘弯处上方，小指按压所在部位，有酸胀感处即为此穴。

② 右手示指和中指并拢，用指腹垂直按压穴位。

③ 分别按压左右臂两侧穴位，每次各按压1~3分钟。

取穴　按摩

▶ 精确取穴

在前臂背面桡侧，当阳溪与曲池连线上，肘横纹下4寸处。

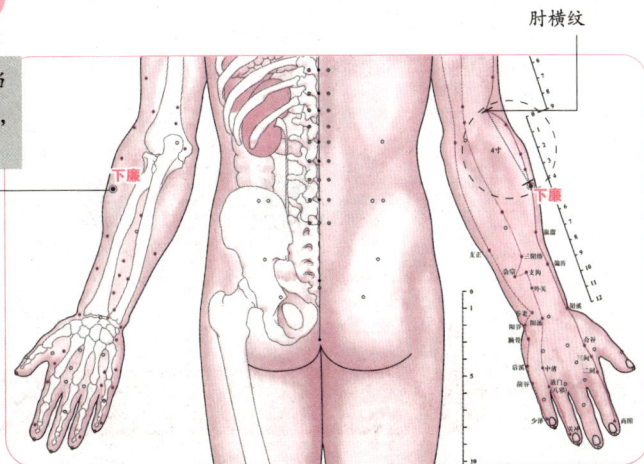

下廉

肘横纹

下廉

▶ 取穴技巧

左手侧腕曲肘，以右手掌轻放在左手臂上，拇指位于左肘弯处上方，右小指所在位置即是。

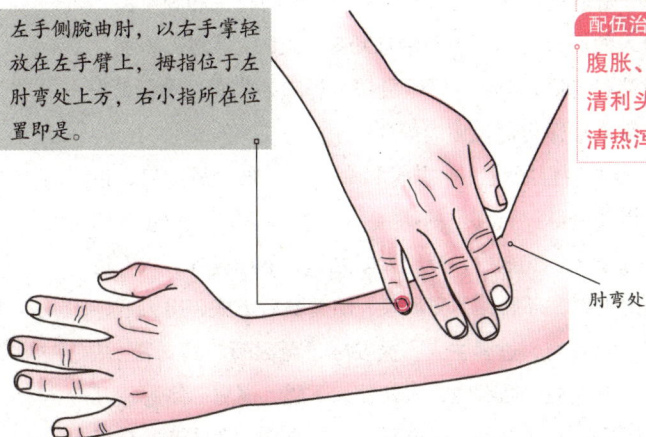

肘弯处

功用

调理肠胃、通经活络。

配伍治病

腹胀、腹痛：下廉配足三里。

清利头目：下廉配头维、神庭。

清热泻火：下廉配丘墟。

▶ 自我按摩

示指与中指并拢，以指腹垂直按压此穴位，每次左右臂各按1~3分钟。

程度	二指压法	时间(分钟)
适度		1~3

第 ③ 章

足阳明胃经经穴

　　足阳明胃经入属于胃，联络于脾，所以它和胃的关系最为密切，是消化系统非常重要的经穴，但同时也和脾有关，维系着人的后天之本。主要治疗肠鸣，腹胀，水肿，胃痛，呕吐或消谷善饥，口渴，咽喉肿痛，鼻衄，热病，发狂，胸及膝髌等本经循行部位疼痛等症。

　　本经主治胃肠病、神志病和头、面、眼、鼻、口、齿疾患，以及经脉循行部位的病症。《灵枢·经脉》：胃足阳明之脉。起于鼻，交頞中，旁约太阳之脉，下循鼻外，入上齿中，还出夹口，环唇，下交承浆，却循颐后下廉，出大迎，循颊车，上耳前，过客主人，循发际，至额颅。其支者：从大迎前，下人迎，循喉咙，入缺盆，下膈，属胃，络脾。其直者：从缺盆下乳内廉，下夹脐，入气街中。其支者：起于胃口，下循腹里，下至气街中而合。以下髀关，抵伏兔，下膝髌中，下循胫外廉，下足跗，入中指内间。其支者：下膝三寸而别，下入中指外间。其支者：别跗上，入大指间，出其端。

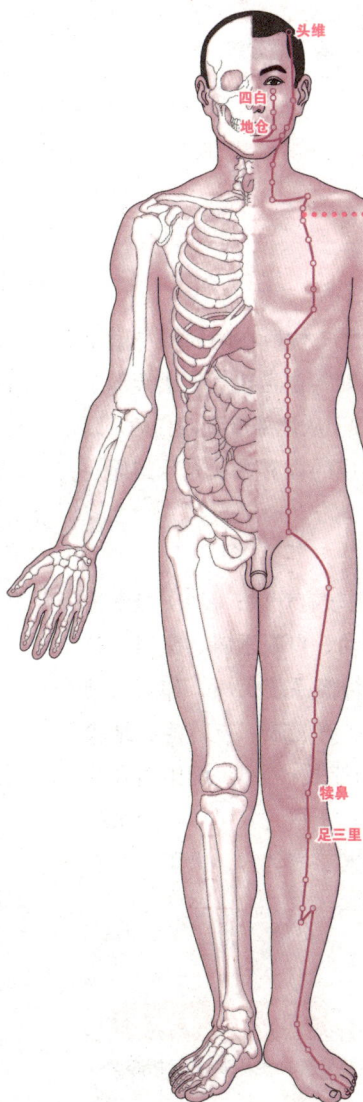

四白穴　明目养颜的好帮手

主治　目赤痛痒　目翳　眼睑瞤动　口眼歪斜　头痛　眩晕等

　　在中小学生眼保健操中，有一节是"揉四白穴"。四白穴在眼眶下方的凹陷处，按揉这个穴位，对眼部保健极有好处。中医古籍中的"目痛口僻，戾目不明，四白主之""（四白穴主）头痛目眩，目赤后翳，瞤动流泪，眼弦痒，口喎僻不能言""凡用针稳审方得下针，若针深，即令人目乌色"这些记载，都说明了这个穴位的作用和特点。

　　命名："四"是数词，有四面八方之意，也指此穴位所在的周围空间；"白"是可见的颜色，脉之色也。胃经的经水在此处穴位迅速气化成天部之气。此穴的物质是从承泣穴传来的地部之水，性温热，从地部流到四白时，因吸收脾土之热而在此处穴位迅速气化，气化之气形成的白雾之状充斥四周，清晰可见，所以名为"四白穴"。

　　部位：在面部，眶下孔处。

　　主治：（1）按揉四白穴对眼睛保健，治疗近视较有疗效；（2）经常按摩此穴位，可以有效治疗目赤痛痒、目翳、眼睑瞤动、口眼歪斜、头痛、眩晕等；（3）按揉四白穴，可以在一定程度上缓解神经系统疾病，如三叉神经痛、面神经麻痹、面肌痉挛等；（4）对角膜炎、青光眼、夜盲症、结膜瘙痒、角膜白斑、鼻窦炎、胆道蛔虫等也有一定的疗效；（5）配阳白穴、地仓穴、颊车穴、合谷穴，可以有效治疗口眼歪斜；配攒竹穴可以治疗眼睑瞤动；配涌泉穴、大杼穴，能够治疗头痛；配颊车穴、攒竹穴、太阳穴，有通经活络的作用，能治口眼歪斜、角膜炎。

自我取穴按摩法

① 正坐、仰靠或仰卧，先以两手中指和示指并拢伸直，不要分开，然后将中指指腹紧贴两侧鼻翼，示指所指之处即为此穴。

② 以示指指尖垂直按压所在之处，有酸痛感处即为此穴。

③ 以示指指腹按揉左右穴位，每次1～3分钟。

取穴　按摩

▶ 精确取穴

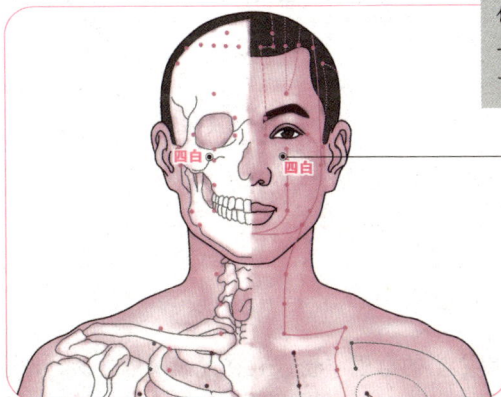

位于人体面部，双眼平视时，瞳孔正中央下约2厘米处。

四白　四白

▶ 取穴技巧

功用
通络明目、活血养颜。

配伍治病
口眼歪斜： 四白配阳白、地仓、颊车、合谷。
眼睑瞤动： 四白配攒竹。

鼻翼

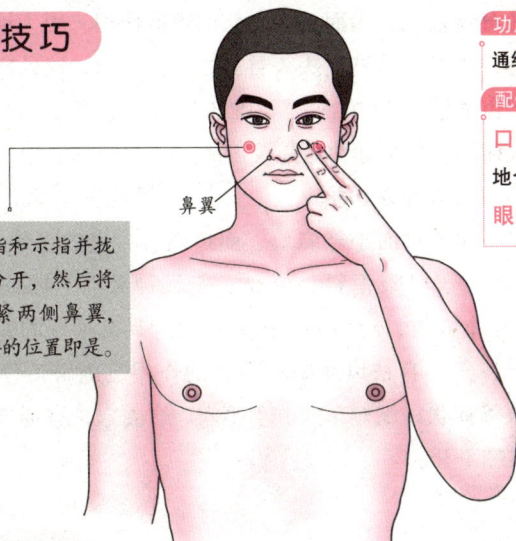

先以两手中指和示指并拢伸直，不要分开，然后将中指指腹贴紧两侧鼻翼，示指指尖所按的位置即是。

▶ 自我按摩

双手示指伸直，以示指指腹按揉左右穴位，每次1～3分钟。

程度	示指揉压法	时间(分钟)
适度		1～3

地仓穴 祛风、治感冒，地仓有疗效

主治 面神经麻痹　口眼歪斜　三叉神经痛　齿痛　流涎等

患脑卒中后，患者眼睛、眼皮、脸颊肌肉会跳动不已，严重者甚至口眼歪斜、不能远视、不能闭眼、不能言语；讲话时口齿不清，流口水；吃东西时无法咀嚼，眼肌痉挛。一旦出现上述情状，可能会严重影响患者的心理健康。遇到这种情况时，患者与家属可以一边配合西医方法诊治，一边每日按压地仓穴，早、晚各按压1次，长期坚持就可收到良好的康复效果。中医古籍中讲："（地仓穴）主失音，牙齿疼痛，颔颊肿，项强不得回顾。"说明上述症状都可以用这个穴位来治疗。

命名：地，脾胃之土的意思；仓，五谷存储聚散之所，地仓就是指胃经地部的经水在此处聚散。此处穴位的物质是胃经上部各穴位的地部经水聚集而成，再由此处穴位分流输配，因而具有仓储的聚散作用。因为地仓是一身之粮仓，国家之粮库多由君王管辖，头为君王之位，所以，这处穴位在头部而不在腹部。地仓穴也被称为"会维穴""胃维穴"。这个穴位的气血输配正常与否，直接关系着人体的各种生理功能是否正常。

部位：在面部，口角旁开0.4寸。

主治：（1）这个穴位对面神经麻痹、面疼痛有一定的疗效；（2）经常按压这个穴位，能缓解口眼歪斜、流涎、三叉神经痛、眼睑瞤动等症状；（3）坚持按压这个穴位，对口渴、失音等病症具有很好的保健功效；（4）配颊车穴、合谷穴，有祛风通络、活血的作用，能够治疗口歪、流涎、齿痛、唇缓不收等症状；配颊车穴、承浆穴、合谷穴，有通气滞、利机关的作用，能治疗口噤不开。

自我取穴按摩法

① 正坐或仰卧，轻轻闭口。
② 用两手的示指指甲垂直下压口吻两旁的地仓穴。
③ 每天按揉2次，每次1~3分钟，直到有酸痛胀麻的感觉。

取穴　按摩

▶ 精确取穴

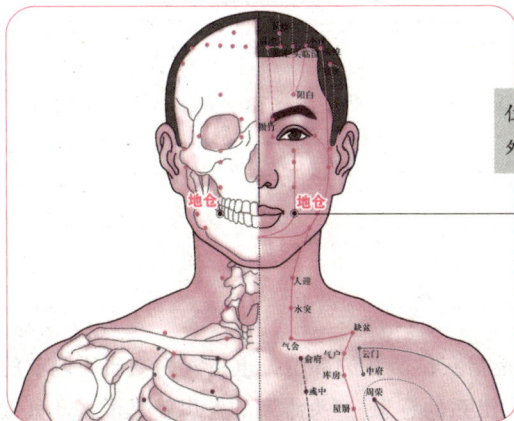

位于人体的面部，口角外侧，上直对瞳孔处。

▶ 取穴技巧

正坐或仰卧，轻闭口，举两手，用示指指甲垂直下压唇角外侧两旁即是。

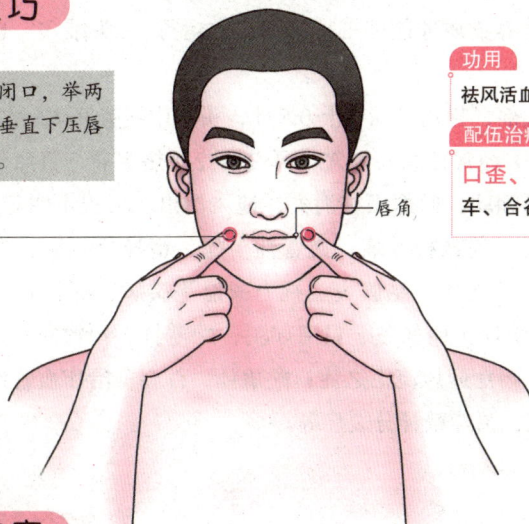

唇角

功用

祛风活血。

配伍治病

口歪、流涎：地仓配颊车、合谷。

▶ 自我按摩

用示指指甲垂直下压口吻两旁的穴位，稍用力按揉，每次1～3分钟。

程度	按揉法	时间(分钟)
重		1～3

头维穴 头痛不可怕，头维赶走它

主治 头痛　目眩　目痛　流泪　脸部痉挛等

　　关于这个穴位，中医古籍中有"足少阳、阳明之会""（头维穴主）寒热头痛如破，目痛如脱，喘逆烦满，呕吐，流汗难言""头维、攒竹二穴，主头风疼痛如破，目痛如脱，泪出不明"等论述，说明了此穴位的性质和用处。人脸上的皮肤和身体的皮肤是不一样的。人的脸之所以能够呈现出快乐或悲哀的情绪，那是因为面部神经在起作用。如果脸上感到疼痛或者痉挛，不但影响生活和工作，患者心理上也会感到非常痛苦。遇到这些情况后，只需经常按摩头维穴，即可以有效地改善上述症状。

　　命名："头"是指穴位所在的部位，也指穴内物质所调节的人体部位是头；"维"是维持、维系的意思。"头维"的意思就是说，此处穴位的气血物质具有维持头部正常功能的作用。头部乃诸阳之会，它要依靠各条经脉不断地输送阳气及营养物质才能够维持它的正常运行。"头维穴"也被称为"颡大穴"。

　　部位：在头部，额角发际直上0.5寸，头正中线旁开4.5寸。

　　主治：（1）经常按摩头维穴，可以治疗寒热头痛、目痛多泪、喘逆烦满、呕吐、眼睑𥆧动、面部额纹消失、迎风泪出、目视不明等症；（2）按揉此穴对偏头痛、前额神经痛、血管性头痛、精神分裂症、面神经麻痹、脑卒中后遗症、高血压、结膜炎、视力减退等疾病，都具有一定的疗效；（3）配大陵，治疗头痛如破、目痛如脱；配攒竹、丝竹穴，治眼睑𥆧动；配临泣、风池，治疗迎风流泪之症；配角孙、百会，治疗血管性头痛；配后溪、太冲、涌泉，治疗精神分裂症等。

自我取穴按摩法

① 正坐、仰靠或仰卧，示指与中指并拢，中指指腹按于头侧部发际点处。
② 示指指腹按压之处即为此穴。
③ 快速呼尽空气的同时，用双手拇指指腹强压穴位，每秒钟按压1次，如此重复10～20次。

取穴 按摩

▶ 精确取穴

位于头侧部，当额角发际上 0.5 寸，头正中线旁开 4.5 寸处。

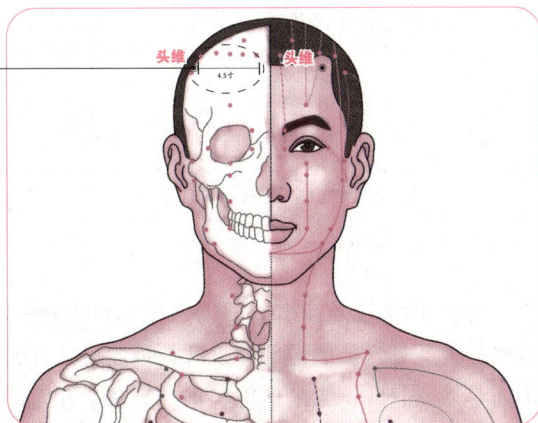

头维 4.5寸 头维

▶ 取穴技巧

正坐或仰靠、仰卧，示指与中指并拢，中指指腹位于头侧部发际点处，示指指腹所在之处即是。

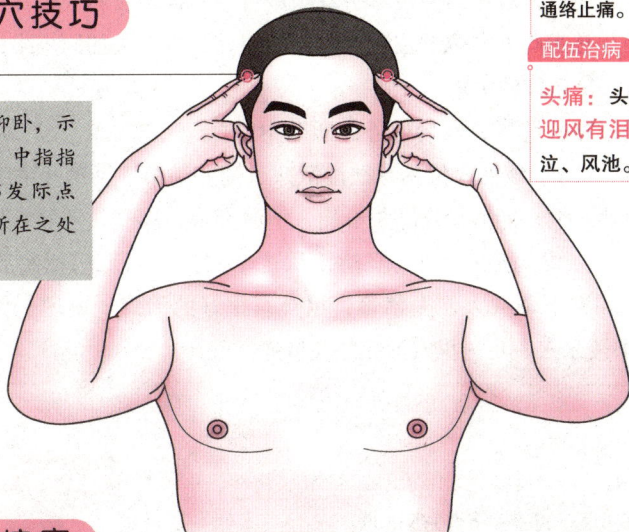

功用
通络止痛。

配伍治病
头痛：头维配大陵。
迎风有泪：头维配临泣、风池。

▶ 自我按摩

快速吐尽空气的同时，用双手拇指指腹强压穴位，每秒钟按压1次，如此重复10～20次。

程度	拇指压法	次
重		10～20

犊鼻穴 膝关节痛病患者的福音

主治 膝关节痛　下肢麻痹　脚气等

有些人经常感到膝中疼痛、酸软，要么无法站立，要么不能久立。其实，遇到这些情况时，只要能够长期坚持按摩犊鼻穴，就能对上述病症起到很好的调节作用。关于这个穴位的功能和禁忌，中医古籍有云，"膝髌中，溃者不可治，不溃者可治，若犊鼻坚硬，勿便功，先洗熨，微刺之愈""犊鼻肿，可刺其上。坚勿功，功之者立死"皆有记载。

命名："犊"的意思是指小牛；"鼻"的意思指牵牛而行的上扣之处。"犊鼻"的意思是说此处穴位的地部脾土微粒被流过的胃经经水带走。因为此处穴位的物质是从梁丘穴传来的地部经水，为从梁丘穴的高位直接流落本穴的低位，经水的运行方式就如同瀑布垂直跌落一样，而本穴的地部脾土微粒又被经水承运而行，就如同牛被牵引着顺从行走一样。犊鼻穴也称外膝眼穴，"外膝眼"是指此处穴位的位置在膝外凹陷处，看上去如同小牛的鼻孔，这也是这个穴位名称的由来。

部位：在膝前区，髌韧带外侧凹陷中。

主治：（1）该处穴位具有祛湿散寒、通利关节、活络止痛的作用，坚持按摩此处穴位，能够治疗膝关节痛、下肢麻痹、脚气、下肢水肿、膝脚无力、不能久立等病症；（2）坚持按压这个穴位，对肛门括约肌功能消失或减退，如常下痢或大便失禁等，也具有很好的治疗、调理、保健作用；（3）配阳陵泉穴、足三里穴治疗膝关节痛。

自我取穴按摩法

① 正坐或仰卧，膝盖关节弯曲呈90度。
② 双手掌心向下，轻置膝盖上缘。
③ 用中指的指腹用力伸入穴位，垂直按揉，会有酸胀感和痛感。
④ 每天早、晚各按揉1次，每次按揉1~3分钟。

取穴　按摩

▶ 精确取穴

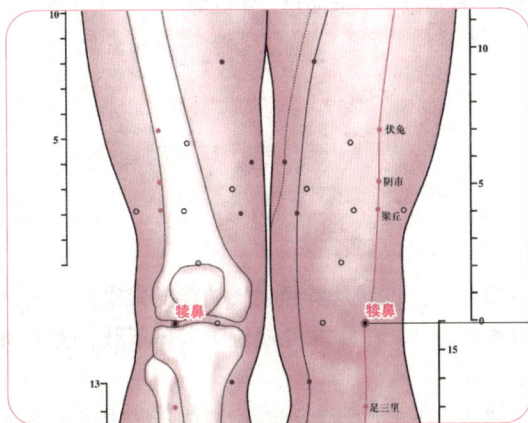

位于膝部，髌骨下缘，髌韧带（髌骨与胫骨之间的大筋）两侧有凹陷，此穴正处在其外侧凹陷中。

▶ 取穴技巧

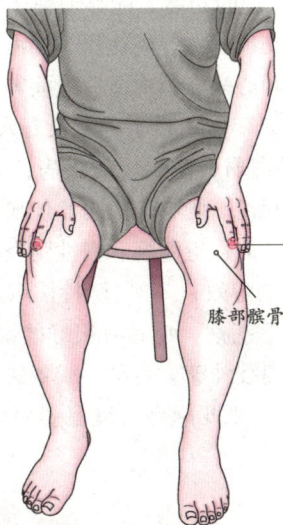

膝部髌骨

功用
祛湿散寒、通利关节、活络止痛。

配伍治病
膝关节痛：犊鼻配阳陵泉、足三里。

膝不仁：犊鼻配髀关、阳陵泉。

双手掌心向下，轻置于膝盖上，示指放于膝部髌骨下外侧的凹陷处，则示指所在位置即是。

▶ 自我按摩
双手掌心向下，轻置膝盖上。以中指指腹用力垂直按揉穴位。每天早、晚各1次，每次按揉1～3分钟。

程度	中指折叠按揉法	时间(分钟)
适度		1～3

足三里穴 按摩足三里，胃病远离您

主治 急、慢性胃炎　胃溃疡　下肢痿痹　癫狂等

　　如患有胃腹胀闷、胃酸、呕吐、腹泻、便秘等疾病，只要经常按摩足三里穴，就能够起到很好的治疗保健效果。关于足三里的功能，中医古籍中有此记录："邪在脾胃，则病肌肉痛；阳气有余，阴气不足，则热中善饥；阳气不足，阴气有余，则寒中肠鸣腹痛；阴阳俱有余，若俱不足，则有寒有热。皆调于足三里。"

　　命名：足三里是胃经的合穴，也就是胃经之气功能的聚集点，主治腹部上、中、下三部之症，因此名为"三里"。此穴位于人体下肢，为了和手三里相区别，所以称为"足三里"。

　　部位：在小腿外侧，犊鼻穴下3寸，胫骨前嵴外1横指（中指）处，犊鼻与解溪连线上。

　　主治：（1）此穴有养生保健的功能，能够增强体力、消除疲劳、强壮神经、预防衰老，对结核病、伤风感冒、高血压、低血压、动脉硬化、冠心病、心绞痛、风湿性心脏病、肺心病、脑出血后遗症等均具有预防和治疗的作用，经常按摩此穴能够祛病延年，所以也称"长寿穴"；（2）经常按摩此穴能够理脾胃、调气血、补虚弱，防治胃肠疾病，对胃肠虚弱、胃肠功能低下、食欲不振、羸瘦、腹膜炎、肠鸣、腹泻、便秘、消化不良、肝脏疾患、胃痉挛、慢性胃炎、口腔及消化道溃疡、慢性肠炎、胰腺炎、腹水、肠梗阻、胃下垂等，都具有很好的疗效；（3）坚持按摩此穴对于胸中瘀血、乳痈、心腹胀满、脚气、眼疾等病症，也具有很好的调理功效；（4）按摩此穴还能增强下肢力量，防治四肢肿满、倦怠、股膝酸痛、软弱无力等症，对胫腓骨神经痛、坐骨神经痛、小儿麻痹、风湿痹痛、末梢神经炎等都有疗效。

自我取穴按摩法

① 正坐，屈膝呈90度。
② 双手除大拇指外，其余四指并拢，放在外膝眼直下四横指处。
③ 用中指的指腹垂直用力按压此穴，有酸、痛、胀、麻的感觉，并因人的不同感觉向上或向下扩散。
④ 每天早、晚各按揉1次，每次1～3分钟。

取穴 按摩

▶ 精确取穴

外膝眼

足三里

足三里

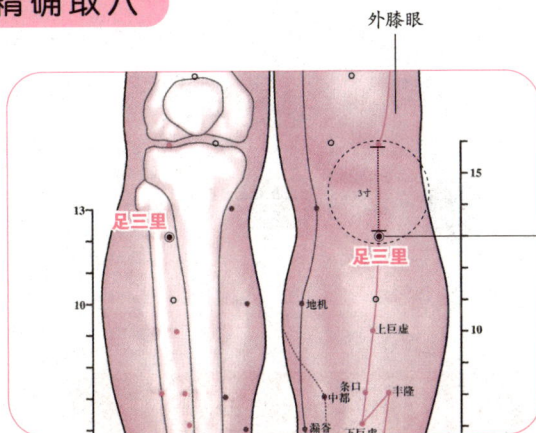

外膝眼下3寸，距胫骨前嵴1横指处，犊鼻与解溪连线上。

▶ 取穴技巧

正坐，屈膝呈90度，掌心对着髌骨（左手对左腿，右手对右腿），手指朝下，无名指指端处即是该穴。

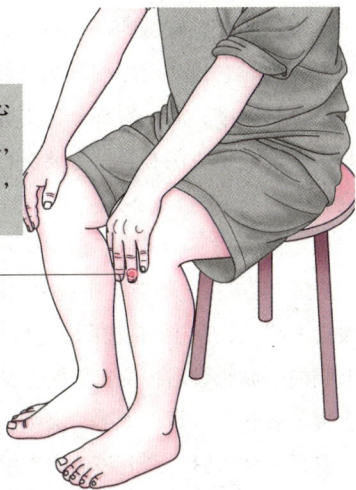

功用
补中益气、健脾和胃、理气降逆、通经活血。

配伍治病
胃脘痛：配太渊、鱼际、膈俞、胃俞、肾俞。
泄泻：中脘、天枢、三阴交。

▶ 自我按摩

以中指指腹垂直用力按压此穴。每日早、晚各按揉1次，每次1~3分钟。

程度	中指折叠按揉法	时间(分钟)
重		1~3

第 ④ 章

足太阴脾经经穴

　　足太阴脾经属阴经，跟脏腑联系最为紧密，尤其是脾、胃和心，同时它也是治疗妇科病的首选经穴。此经脉始于足大趾末端，后从胃部分出支脉，通过膈肌，流注心中，连通手少阴心经。主要循行在胸腹部及下肢内侧。

　　本经穴位主治胃病、妇科病、前阴病及经脉循行部位的其他病症。《灵枢·经脉》中说："脾足太阴之脉。起于大指之端，循指内侧白肉际，过核骨后，上内踝前廉，上腨内，循胫骨后，交出厥阴之前，上膝股内前廉，入腹，属脾，络胃，上膈，夹咽，连舌本，散舌下。其支者：复从胃，别上膈，注心中。"

　　足太阴脾经主要治疗胃脘痛，食则呕，嗳气，腹胀，便溏，黄疸，身重无力，舌根强痛，下肢内侧肿胀，厥冷等症。

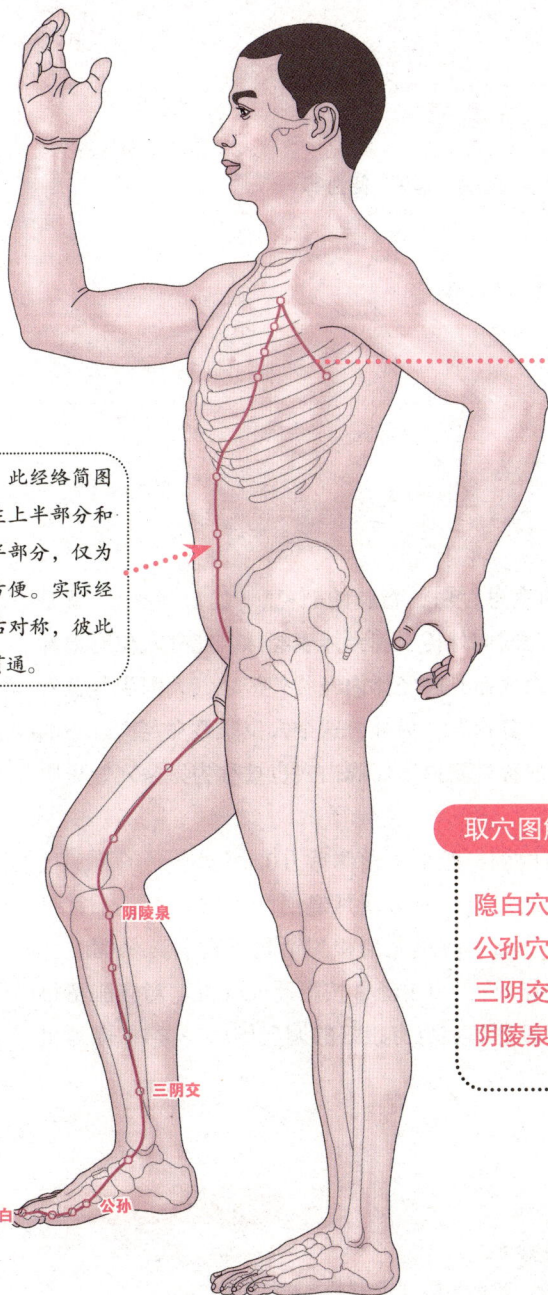

说明：此经络简图
各取左上半部分和
右下半部分，仅为
展示方便。实际经
络左右对称，彼此
并不贯通。

阴陵泉

三阴交

隐白　公孙

隐白穴 要想止血快，马上按隐白

主治　月经崩漏　子宫痉挛　腹满　暴泻　便血等

　　月经是女性特有的生理现象。多数女性的月经很有规律，但也有一些女性因为饮食、情绪、疾病、药物等原因，导致月经不规律，有时还会突然大量流血不止，或者间歇不断（俗称崩漏），不仅影响女性的身体健康，严重者还可能危及生命。遇到这种情况时，应立即将患者送往医院救治。如来不及就医，可重力按压患者的隐白穴，即可止血。关于此穴的其他功能，中医古籍云："气喘，热病衄不止，烦心善悲，腹胀，逆息热气，足胫中寒不得卧，气满胸中热，暴泄，仰息，足下寒，中闷呕吐不欲食饮，隐白主之；腹中有寒气，隐白主之；饮渴，身伏多唾，隐白主之。"

　　命名：隐，隐秘、隐藏的意思；白，指肺的颜色、气。"隐白"就是指脾经体内经脉的阳热之气由此穴向外传至脾经体表经脉。此处穴位有地部孔隙与脾经体内经脉相连，穴内气血是脾经体内经脉外传之气，因为气蒸发外传，不易被人觉察，所以称"隐白"。另外，这个穴位隐藏在足大趾下的褶纹中，此穴处的肌肉色白，故称"隐白"。隐白穴也被称为鬼垒穴、鬼眼穴、阴白穴。

　　部位：在足趾，大趾末节内侧，趾甲根角侧后方0.1寸处。

　　主治：（1）经常按摩此处穴位，能够使月经崩漏（过多）、子宫痉挛（痛经）等症状得到缓解；（2）对小儿疳积（消化不良）、暴泻（肠炎）、多梦等病症都有很好的疗效；（3）经常按压此处穴位，对腹胀不得安卧、便血、尿血、癫狂、惊风等病症也有很好的调理作用；（4）配地机穴、三阴交穴，能够治疗出血症。

自我取穴按摩法

① 正坐，把左脚抬起，放在右侧大腿上。
② 用右手大拇指指甲垂直掐按穴位，有刺痛感；以同样的方法取右侧穴位。
③ 每天早、晚各掐按1次，每次掐按1~3分钟。

取穴 按摩

▶ 精确取穴

隐白 隐白

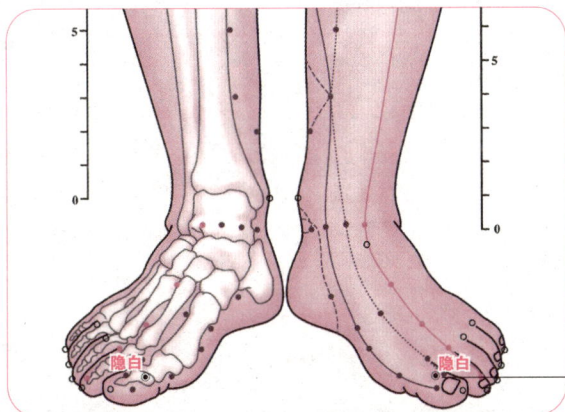

在足趾，大趾末节内侧，趾甲根角侧后方 0.1 寸处。

▶ 取穴技巧

正坐，把左脚抬起，放置右侧大腿上。用右手大拇指掐按足大趾内侧趾甲角旁即是。

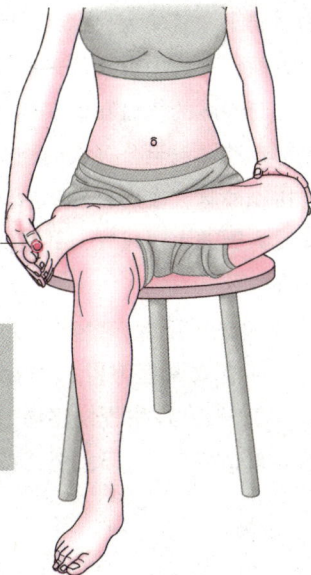

功用
调经止血、安神健胃。

配伍治病
月经过多：隐白配气海、血海、三阴交。
吐血：隐白配脾俞、上脘、肝俞。

▶ 自我按摩

用大拇指指甲垂直掐按穴位，每日早、晚各按1次，每次左右各掐按1~3分钟。

程度	掐按法	时间(分钟)
轻		1~3

公孙穴 调理脾胃的保健师

主治 胃痛 呕吐 腹泻 胸闷等

《史记·五帝本纪》说："黄帝者，少典之子，姓公孙，名曰轩辕。"公孙就是黄帝，黄帝位居中央，统治四方，就犹如人体中的公孙穴，总督脾经和冲脉，统领全身。而作为统领全身的穴位，它最直接、最明显的效果就体现在人体的胸腹部。出现在人体胸腹部的所有问题，例如腹胀、不明原因的腹痛、心痛、胃痛、胸痛，都可以通过按压公孙穴得到缓解，而且经常按摩公孙穴，也是养生保健的核心。此外，像婴儿初生、胎毒未尽，或者在换乳的时候，脾胃没法适应新的食物，有绿便或者腹泻、便秘等现象，除了要尽快送医院检查外，同时按压公孙穴，也能使症状得到缓解。

命名：公孙，即公之辈与孙之辈，指此处穴位内的气血物质与脾土之间的关系。在五行中，脾经物质属土，其父为火，其公为木，其子为金，其孙为水。此穴内物质来自两个方面，一是太白穴传来的天部之气；二是地部孔隙传来的冲脉高温经水。脾经与冲脉的气血在此穴相会后化成了天部的水湿风气。因为此穴位于人的足部，冲脉流至公孙穴的物质为下行的水液，流行的通道是冲脉的体内经脉，所以冲脉气血出公孙穴后就会快速气化。此穴也是足太阴脾经络穴，此穴物质为天部水湿风气，并横向输散至脾、胃二经，有联络脾、胃二经各部气血的作用。

部位：在跖区，当第1跖骨底的前下缘赤白肉际处。

主治：（1）按揉此穴，能有效调理脾胃、冲脉，可以治疗胃痛、腹痛、呕吐、腹泻、痢疾等；（2）对女性生理性疼痛、月经不调、足踝痛、颜面浮肿、食欲不振等具有良好的疗效；（3）坚持按压此穴，对胸闷、腹胀具有很好的调理保健作用。

自我取穴按摩法

① 正坐，将左足翘起放在右腿上。
② 用右手轻握左足背，大拇指弯曲。
③ 指尖垂直按揉穴位，有酸、麻、痛的感觉。
④ 同上法取右侧穴位，每天早、晚各按揉1次，每次按揉1~3分钟。

取穴　按摩

▶ 精确取穴

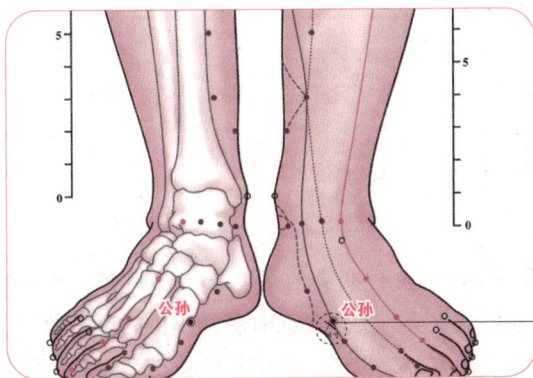

公孙　公孙

足内侧，当第1跖骨底的前下缘，第1趾关节后1寸处。

▶ 取穴技巧

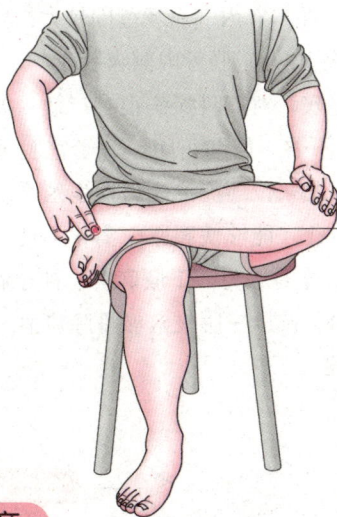

功用

和胃祛痛、消肿止泻。

配伍治病

胃脘胀痛：公孙配中脘、足三里、内关。

呕吐、眩晕：公孙配丰隆、膻中。

正坐，左足翘起放在右腿上。将右手的示指与中指并拢，中指位于足内侧大趾的关节后，则示指所在位置即是。

▶ 自我按摩

以拇指指尖垂直按揉穴位，每天早、晚各按揉1次，每次按揉左右脚各1～3分钟。

程度	拇指按揉法	时间(分钟)
适度		1～3

三阴交穴 妇科疾病的克星

主治 难产 闭经 腹泻 月经不调 痛经等

"三阴交"这个穴位名最早见于《黄帝明堂经》。从唐代开始，"三阴"被理解为太阴、少阴、厥阴，并被视为肝、脾、肾三条阴经的交会穴，一直沿袭至今。肝藏血、脾统血、肾藏精，肾为先天之本，脾为后天之本，先天依赖于后天的滋养，后天来自先天的鼓动。因此，经常按揉三阴交穴，可以调补肝、脾、肾三经的气血，达到健康长寿的目的。

命名： 三阴，即足三阴经；交，交会的意思。"三阴交"就是指足部的三条阴经中气血物质在此穴交会。此穴物质有脾经提供的湿热之气、肝经提供的水湿风气、肾经提供的寒冷之气，三条阴经气血交会于此，故名"三阴交"。三阴交穴也称承命穴、太阴穴、下三里穴。"太阴"的意思是指本穴物质为足三阴经气血交会而成，位于足部，表现出较强的阴寒特性；"下三里"是指穴内气血场的范围，即本穴内气血场范围较大，犹如三里之广。

部位： 在小腿内侧，内踝尖上3寸，胫骨内侧缘后际。

主治： （1）此穴是妇科主穴，对妇科疾病很有疗效，如功能性子宫出血、月经不调、痛经、带下、不孕、崩漏、闭经、子宫脱垂、难产、产后血晕、恶露不行等；（2）按压此穴位还能治疗男性生殖系统的疾病，如遗精、遗尿、阳痿等；（3）按压此穴能够使腹胀、消化不良、食欲不振、肠绞痛、腹泻、失眠、神经衰弱、全身无力、下肢麻痹、神经痛、脚气病、围绝经期综合征等得到缓解；（4）按压三阴交穴能排除瘀血，产生新血，经常按摩此穴能有效缓解皮肤老化。

自我取穴按摩法

① 正坐，抬起左脚，放置在右腿上。

② 右手四指（大拇指除外）轻轻握住内踝尖。

③ 右手大拇指弯曲，用指尖垂直按压胫骨后缘，会有强烈的酸痛感。

④ 同上法取对侧穴，每天早、晚各按1次，每次按揉1～3分钟。注意：孕妇禁按此穴位。

取穴　按摩

▶ 精确取穴

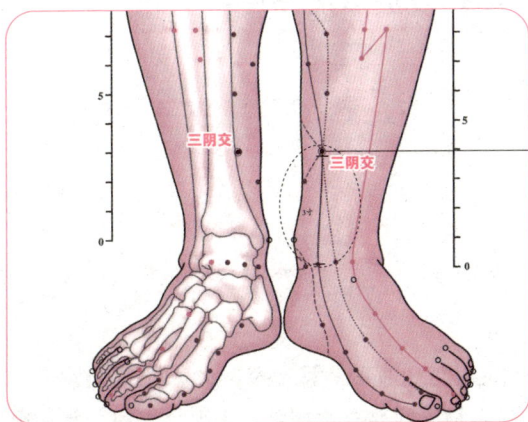

位于小腿内侧，足内踝尖上3寸，胫骨内侧缘后方。

▶ 取穴技巧

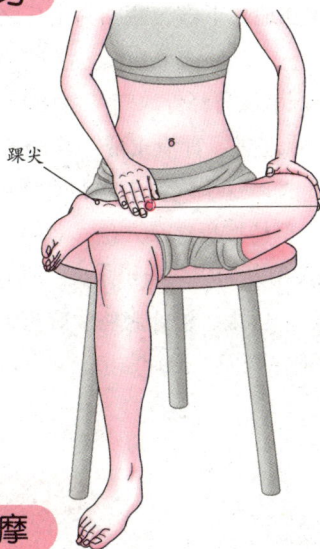

功用

活血调经、益气健脾、培补肝肾。

配伍治病

肠鸣泄泻： 三阴交配足三里。

月经不调： 三阴交配中极。

正坐，抬左脚置右腿上，将右手除拇指外的四指并拢伸直，并将小指置于足内踝上缘处，则示指下，踝尖正上方胫骨边缘凹陷处即是该穴。

▶ 自我按摩

以大拇指指尖垂直按压穴位，每天早、晚各1次，每次左右穴各按揉1~3分钟。

程度	拇指按压法	时间(分钟)
适度		1~3

阴陵泉穴 让您便便畅通

主治 小便不利 腹胀 腹泻 水肿 黄疸等

中医古籍有云："阴陵泉、关元，主寒热不节，肾病不可俯仰，气癃尿黄；阴陵泉、阳陵泉，主失禁遗尿不自知；阴陵泉、隐白，主胸中热，暴泄。""阴陵、水分，去水肿之脐盈。""霍乱，阴陵泉、承山、解溪、太白（主之）。"在这些古典医书里面，对阴陵泉的功能和作用均有非常详细的说明。小便不通、小腹鼓胀、脐下水肿的患者，比便秘患者不知要痛苦多少倍，严重者甚至会伤害到肾与膀胱，按压阴陵泉穴对上述症状具有很好的治疗调理作用。

命名：阴，水的意思；陵，土丘的意思；泉，水泉穴。"阴陵泉"就是指脾经地部流行的经水和脾土物质的混合物在此穴中聚合堆积。此穴物质为地机穴流来的"泥水"混合物，因为本穴位于肉的凹陷处，"泥水"混合物在穴中沉积，水液溢出，脾土物质沉积在地之下部，翻扣为土丘之状，所以名为"阴陵泉"。

部位：在小腿内侧，胫骨内侧髁下缘与胫骨内侧缘之间的凹陷中。

主治：（1）这个穴位能够清脾理热、宣泄水液、化湿通阳，对通利小便，治疗脐下水肿具有特效；（2）按摩这个穴位，能够使腹胀、腹绞痛、肠炎、痢疾、膝痛等得到缓解；（3）坚持按压这个穴位，对尿潴留、尿失禁、尿路感染、月经不调、阴道炎、膝关节及周围软组织疾患，具有很好的改善、调理和保健效果；（4）配足三里、上巨虚，治疗腹胀、腹泻；配中极、膀胱俞、三阴交，治疗小便不利；配肝俞、至阳，治疗黄疸。

自我取穴按摩法

① 正坐，将左脚翘起，放在右腿上。
② 右手轻轻握住左膝下。
③ 右手大拇指弯曲，用拇指指尖从下往上用力按揉，会有刺痛和微酸的感觉。
④ 同上取对侧穴，每天早、晚各按揉1次，每次按揉1~3分钟。

取穴　按摩

▶ 精确取穴

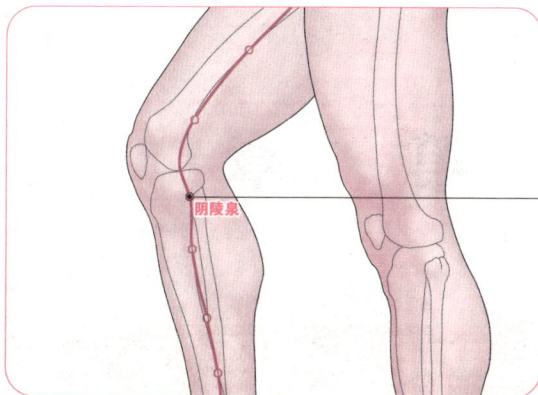

阴陵泉

位于小腿内侧，当胫骨内侧髁下缘与胫骨内侧缘之间的凹陷中。

▶ 取穴技巧

功用

清脾理热、宣泄水液、化湿通阳。

配伍治病

腹胀、腹泻： 阴陵泉配足三里、上巨虚。

小便不利： 阴陵泉配中极、膀胱俞、三阴交。

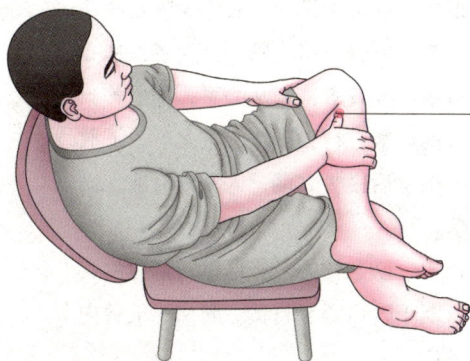

正坐，将左脚翘起，放于右腿上。右手轻握膝下部，拇指指尖所在的膝下内侧凹陷处即是。

▶ 自我按摩

一手轻握膝下部，屈曲大拇指，以指尖由下向上用力按揉，每天早、晚各1次，每次左右穴位各按揉1～3分钟。

程度	拇指压法	时间(分钟)
重		1～3

第5章

手少阴心经经穴

　　手少阴心经属心，因此和心脏有密切的关系，它是主宰人体的重要经脉。此经脉从心脏开始，出于小指桡侧末端，连接手太阳小肠经。主要循行在上肢内侧后缘。《灵枢·经脉》中说："心手少阴之脉，起于心中，出属心系，下膈，络小肠。其支者：从心系，上夹咽，系目系。其直者：复从心系，却上肺，下出腋下，下循臑内后廉，行太阴、心主之后，下肘内，循臂内后廉，抵掌后锐骨之端，入掌内后廉，循小指之内，出其端。"

　　本经腧穴主治心、胸、神志及经脉循行部位的其他病症，如心痛、咽干、口渴、目黄、胁痛、上臂内侧痛、手心发热等症。

极泉

少海

神门

少府

少冲

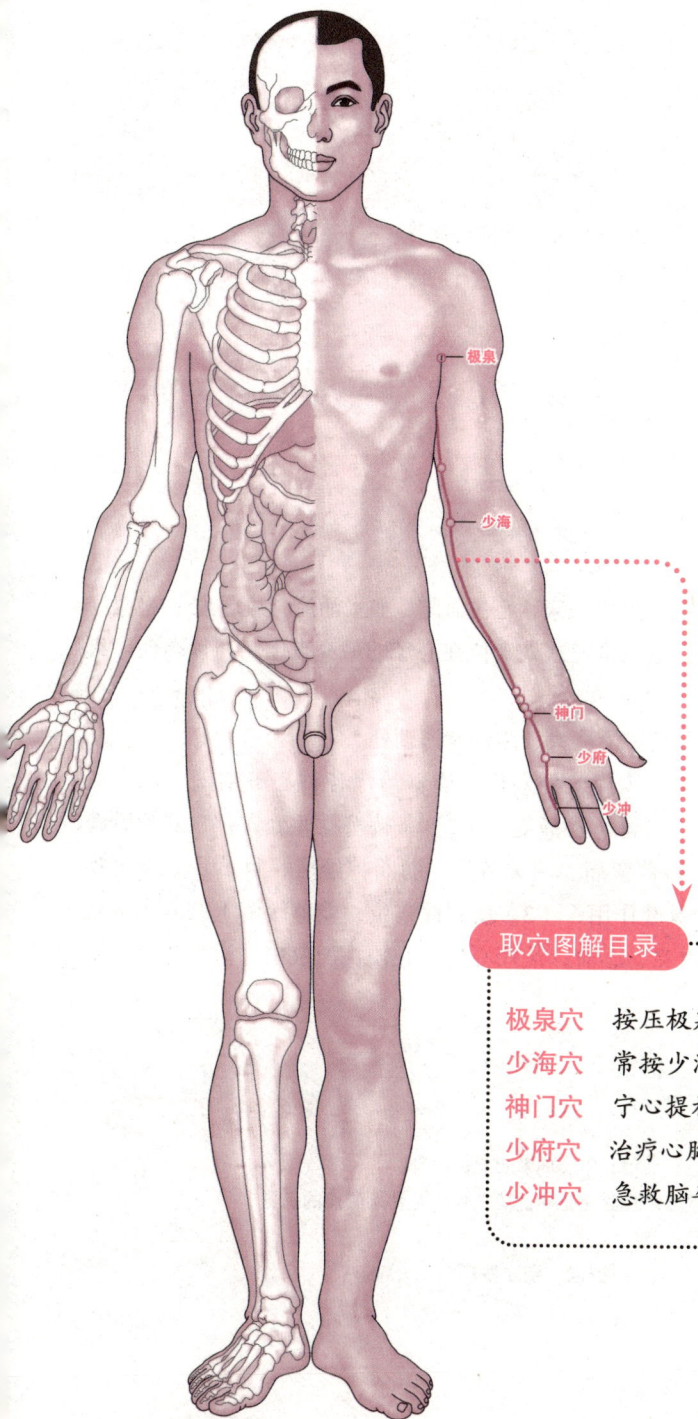

极泉穴 按压极泉，强健心脏

主治 心痛 心悸 肩臂疼痛 胁肋疼痛等

《黄帝内经》认为，心是君主之官。手少阴心经起于极泉，极泉位置最高，又为首穴，如君登极。如果一个人经常闷闷不乐，他的腋窝下（即极泉穴处）就会长出一个包，这就是心气郁滞的结果。反之，如果能把极泉穴的包块化解掉，就能够缓解心经郁滞带来的一系列疾病。关于极泉穴的其他功能，《铜人腧穴针灸图经》云："治心痛，干呕，四肢不收。"《针灸大成》云："主目黄，胁下满痛，悲愁不乐。"《循经考穴编》云："（主）肩膊不举，马刀侠瘿。"

命名：极，高、极致的意思；泉，心主血脉，如水涌流，故名泉；"极泉"就是指最高处的水源，也就是说这处穴位在心经的最高点上，所以名叫"极泉穴"。

部位：位于人体的两腋窝中央，腋动脉搏动处。

主治：（1）弹拨、按揉此处穴位，能够治疗各种心脏疾病，如心肌炎、心绞痛、冠心病、心悸、心痛等；（2）坚持按揉此处穴位，对肩臂疼痛、臂丛神经损伤、肘臂挛痛、肩关节炎、肋间神经痛、目黄、腋臭等疾患具有很好的调理和保健作用；（3）按揉此穴位，能够缓解上肢麻木的现象；（4）配神门、内关、心俞，治疗心痛、心悸；配侠白，治疗心痛干呕烦满。

自我取穴按摩法

① 正坐，左手举掌向上，曲肘，掌心向着自己的头部。
② 用右手的中指指尖按压左侧腋窝正中的陷凹处，有特别酸痛的感觉。
③ 用同样的方法按压另一侧的穴位。
④ 先左后右，每天早、晚各按揉1次，每次按揉1～3分钟。

取穴 按摩

▶ 精确取穴

位于腋窝正中，腋动脉
搏动处即是。

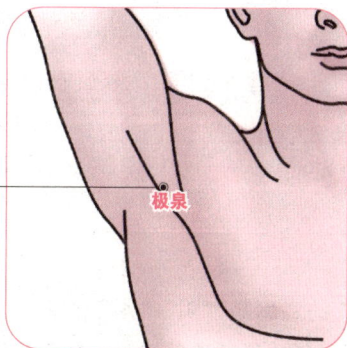

极泉

▶ 取穴技巧

功用
宽胸理气、通经活络。

配伍治病
肘臂冷痛：极泉配侠白。
心悸、冠心病：极泉配
神门、内关、心俞。

正坐，右手举掌向上，曲肘，掌
心向着自己头部，以左手中指按
腋窝正中陷凹处即是。

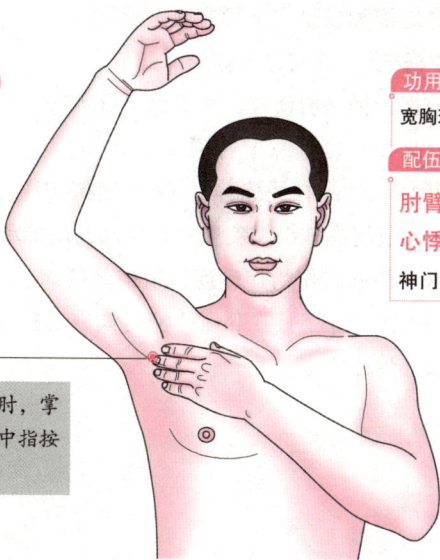

▶ 自我按摩

以中指指尖按揉穴位，每天
早、晚左右各按揉1~3分
钟，先左后右。

程度	中指折叠按揉法	时间(分钟)
适度		1~3

少海穴 常按少海，疼痛不来

主治 心痛　肘臂挛痛　头项痛　腋胁痛等

关于少海穴的功能，中医古籍中讲，"且如两臂顽麻，少海就傍于三里。""少海，主风眩头痛。""少海主寒热，齿龋痛、狂。""主肘挛腋胁下痛，四肢不得举。""主治寒热齿龋痛，目眩发狂，呕吐涎沫，项不得回顾，肘挛腋肋下痛，四肢不得举。"由此可见，生活中无论是齿痛，还是肘部、手臂、肋部、腋下等部位发生痉挛或疼痛，只需按压少海穴就能起到及时止痛的作用。

命名："少"的意思是"阴""水"；"海"的意思是"大"，即百川所归之处。"少海"就是指心经的地部经水汇合于此处穴位。此穴位物质是由青灵穴水湿之气的冷降之雨和极泉穴下行之血汇合而成，汇合的地部水液宽深如海，所以名为"少海穴"。此穴也被称为"曲节穴"。

部位：在肘前区，横平肘横纹，肱骨内上髁前缘。

主治：（1）此处穴位具有宁神通络的作用，主要治疗神经衰弱、头痛目眩、心痛、牙痛、肋间神经痛等；（2）坚持按压此处穴位，对前臂麻木、肘关节病、肘关节周围软组织疾患具有良好的调理和保健作用；（3）现代中医临床中，常利用此穴位治疗癔症、精神分裂症、尺神经麻痹、肋间神经痛等；（4）配曲池穴治疗肘臂挛痛；配后溪穴治疗手颤、肘臂疼痛；配神门、内关、大陵，治疗癔症。

自我取穴按摩法

① 正坐，手上抬，肘略屈。
② 用一只手轻握另一只手臂的肘尖，四指在外，用大拇指的指腹按压肘尖的内下侧、横纹内侧端的凹陷处，有酸痛感。
③ 用同样的方法按压另一侧穴位。
④ 每天早、晚左右两穴各按压1次，每次按压1~3分钟。

取穴　按摩

▶ 精确取穴

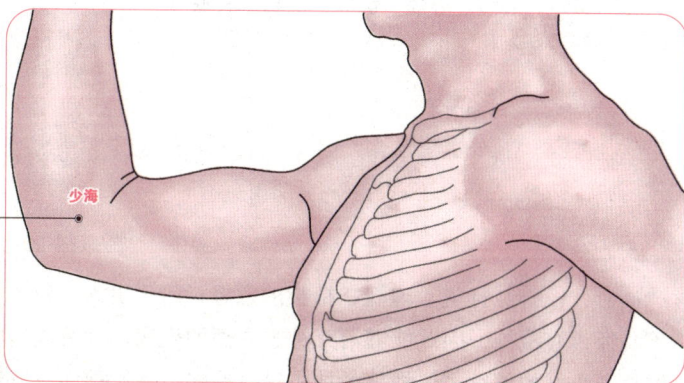

曲肘，肘横纹内侧端与肱骨内上髁连线的中点处即是。

▶ 取穴技巧

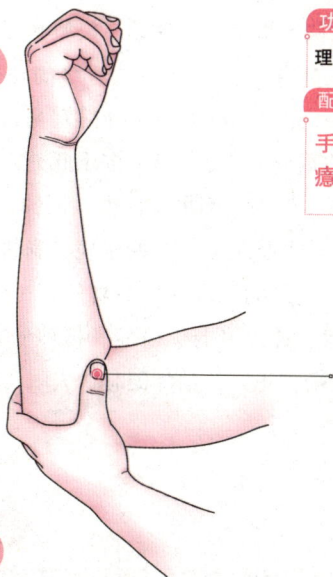

功用

理气通络、益心安神、降浊升清。

配伍治病

手颤、肘臂疼痛： 少海配后溪。

癔症： 少海配神门、内关、大陵。

正坐，手上抬，肘略屈，用另一只手轻握肘尖，四指在外，以大拇指指腹所在的内肘尖内下侧、横纹内侧端陷凹处即是。

▶ 自我按摩

以大拇指指腹按压穴位，每天早、晚各按1次，每次左右各按1～3分钟。

程度	拇指按压法	时间(分钟)
适度		1～3

神门穴 宁心提神疗效好

主治 心痛　心烦　惊悸　健忘　失眠等

现代社会，紧张的生活节奏，激烈的工作竞争，使得人们为了生存不分日夜辛苦地操劳奔波。尤其是很多在外企工作的白领，以及所谓的商务型"空中飞人"，经常通宵熬夜，以至睡眠不足，白天也很精神疲累，无精打采，有的人甚至连开车时都昏昏欲睡。对于这类人，经常按压神门穴，能够提神解乏，有助于改善精神状况。

命名： 神，神魂、魂魄、精神的意思；门，出入之处为门。此处穴位属于心经，心藏神，因此能够治疗神志方面的疾病。针灸或按摩此处穴位，能够打开心气的郁结，使抑郁的神志得以舒畅，使心神能够有所依附，所以名叫"神门穴"。

部位： 在腕前区，腕掌侧远端横纹尺侧端，尺侧腕屈肌腱的桡侧缘。

主治：（1）此处穴位具有安神、宁心、通络的功效，主要治疗心烦失眠，对神经衰弱也具有一定的疗效；（2）神门穴是人体精气神的出入之处，因此是治疗心脏疾病的重要穴位；（3）按压此处穴位，能够有效治疗心悸、心绞痛、多梦、健忘、失眠、痴呆、惊悸、怔忡、心烦、便秘、食欲不振等疾患；（4）坚持按压此处穴位，对糖尿病、扁桃腺炎、腕关节运动障碍、高血压等病症，具有很好的调理和保健功效；（5）在现代中医临床中，常利用此穴治疗无脉症、神经衰弱、癔症、精神分裂症等；（6）配大椎穴、丰隆穴，治疗癫狂；配支正穴，治疗健忘、失眠、无脉症。

自我取穴按摩法

① 正坐，伸左手仰掌，曲肘向上约45度，穴在无名指和小指掌的侧向外方。
② 用右手的四指握住左手腕，大拇指弯曲，用指甲尖垂直掐按豆骨下、尺骨端的凹陷处，有酸胀和痛感。
③ 先左后右，每天早、晚两穴位各掐按1次，每次掐按3～5分钟。

取穴 按摩

▶ 精确取穴

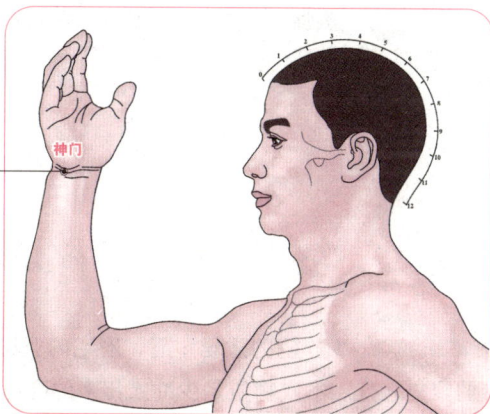

在腕前区，腕掌侧远端横纹尺侧端，尺侧腕屈肌腱的桡侧缘。

▶ 取穴技巧

功用

补益心气。

配伍治病

健忘失眠、无脉：神门配支正。

癫狂：神门配大椎、丰隆。

正坐，伸手，仰掌，曲肘向上约45度，穴位在无名指与小指掌侧向外方。用另一只手四指握住手腕，弯曲大拇指，指甲尖所到的豆骨下、尺骨端凹陷处即是。

▶ 自我按摩

弯曲大拇指，以指甲尖垂直掐按穴位，每日早、晚，左右手各掐按3~5分钟，先左后右。

程度	掐按法	时间(分钟)
轻	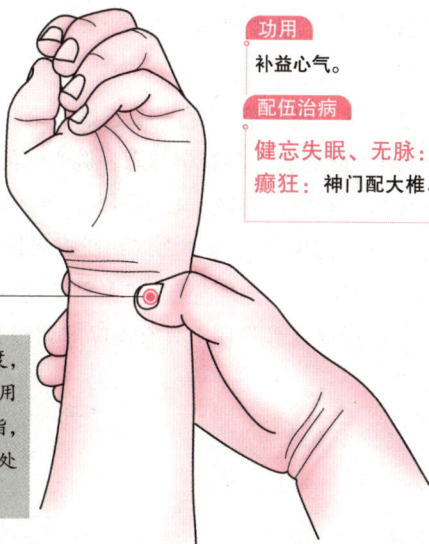	3~5

少府穴 治疗心胸痛，少府最有效

主治 胸痛 心悸 小指挛痛 掌中热等

现代都市生活中，每个人的工作压力都很大，工作节奏很快，事务非常繁重，再加上很多人喜欢吃大鱼大肉，对高蛋白、高脂肪、高营养物质的摄取过量，又缺乏足够的运动来消耗体内多余的能量，于是就容易患上心肌缺氧、心肌梗死、心绞痛等疾病。在疾病初期，如果能够坚持按压少府穴，可以缓解胸中的郁闷之气，使病情得到有效控制，对各种心脏疾病的预防和保健都有积极作用。

命名：少，阴的意思；府，府宅的意思。"少府"是指本穴为心经气血的聚集之处。本穴物质是少冲穴传来的高温水湿之气，到达本穴后成为聚集之状，犹如宾客云集府宅，所以名为"少府"。少府穴也称兑骨穴，"兑"在八卦中指"口"，"骨"的意思是"水"，"兑骨"的意思是说此穴内的气血物质中富含水湿。

部位：在手掌，横平第5掌指关节近端，第4、5掌骨之间。

主治：（1）此处穴位具有宁神志、调心气的功能，主要治疗各种心脏疾患，如风湿性心脏病、心悸、心律不齐，心绞痛、胸痛等；（2）此处穴位能通达心、肾，舒解两经抑郁之气，所以可以医治女性的生殖系统的疾病，以及遗尿、尿闭、阴痒痛等；（3）坚持按压此处穴位，对前臂神经麻痛、掌中热、小指挛痛等病症，具有很好的调理和保健作用；（4）配内关穴，治疗心悸。

自我取穴按摩法

① 正坐，曲肘向上约45度。
② 以小指、无名指屈向掌中，当小指与无名指尖中间与感情线交会处即是该穴位。
③ 用一只手的四指轻握另一只手的手背，大拇指弯曲，用指尖按压穴位，有酸胀的感觉（用小指甲轻轻掐按有刺痛感）。
④ 每日早、晚左右穴位各按揉1次，每次按揉3~5分钟。

取穴　按摩

▶ 精确取穴

少府

位于人体的手掌面，第4、5掌骨之间即是。

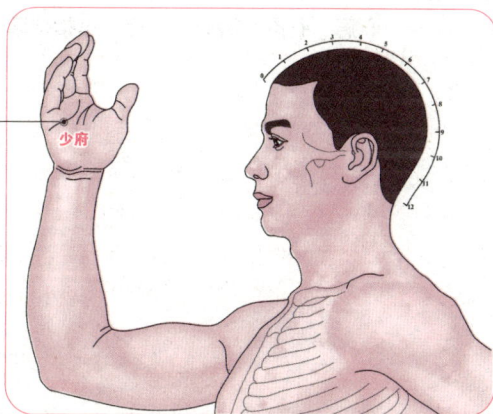

▶ 取穴技巧

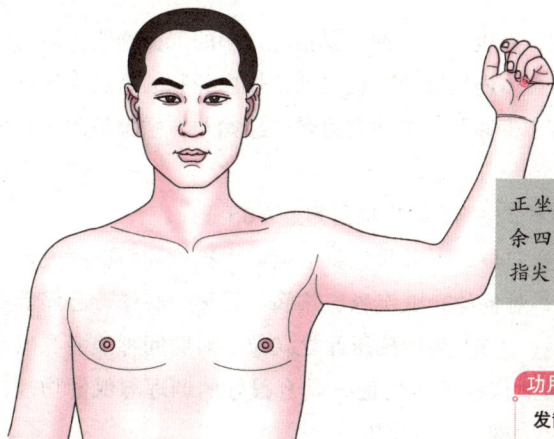

正坐，曲肘向上，除拇指以外，其余四指屈向掌中，当小指与无名指指尖中间与感情线交会处即是。

功用

发散心火。

配伍治病

心悸：少府配内关。

▶ 自我按摩

以一手四指轻握另一手背，弯曲大拇指，以指尖按压穴位，每日早、晚，左右各揉（或掐）按3~5分钟。

程度	拇指揉法	时间(分钟)
适度		3~5

少冲穴 急救脑卒中，要掐少冲

主治 心痛 心悸 热病 昏迷 小指拘挛 掌中热等

手和脚一样，都布满了与人体器官紧密相连的经络穴位。当身体某个部位发生异常时，手上的相应部位也会发生变化；同理，手上相应的穴位也能够治疗与之相连的某一器官的疾病。手上有6条经脉循行，与全身各脏腑、组织、器官相通，约有近百个穴位，按摩这些穴位，可以使人体相对应的器官疾病得到缓解。其中，小指上的少冲穴与心脏具有密切的关系，当心脏病发作的时候，只要用力按压小指的指尖，就可使病情得到缓解。例如，如果有人突然患脑卒中倒下，牙关紧闭，不省人事，或者突然心脏病发作，在这种紧急状况下，一边将病人迅速送往医院急救，一边可以掐按病人的少冲穴，此穴具有贯通气血、起死回生的作用。民间抢救脑卒中患者时，会用针轻轻刺破少冲穴，挤几滴血出来，借以挽救病人的生命。

命名：少，阴也；冲，突也。"少冲"是指此穴中的气血物质从体内冲出。此穴为心经体表经脉与体内经脉的交接之处，体内经脉的高温水气以冲射之状涌出体表，所以名"少冲"。少冲穴也名"经始"，意思是此穴是少阴心经的起始之处。

部位：在手指，小指末节桡侧，指甲根角侧上方0.1寸处。

主治：（1）掐按此处穴位，可以紧急救治脑卒中猝倒和心脏病发作的病人；（2）按压此穴位，对各种心脏疾患、热病、昏迷、心悸、心痛等病症，具有良好的缓解作用；（3）坚持按压此处穴位，对肋间神经痛、喉头炎、结膜炎、黄疸、上肢肌肉痉挛等病症，具有很好的调理与保健功能；（4）配太冲穴、中冲穴、大椎穴，治疗热病、昏迷。

自我取穴按摩法

① 正坐，手平伸，掌心向下，曲肘向内收。
② 用另一只手轻握这只手的小指，大拇指弯曲，用指甲尖垂直掐按穴位，有刺痛的感觉。
③ 先左后右，每日早、晚掐按左右穴位各1次，每次掐按3~5分钟。

取穴 按摩

▶ 精确取穴

少冲

位于小指末节桡侧，指甲根角侧上方 0.1 寸处即是。

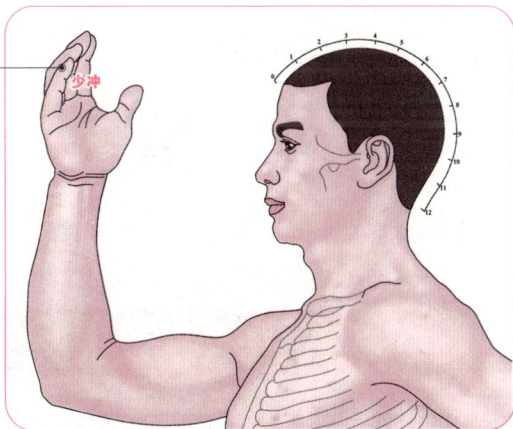

▶ 取穴技巧

手平伸，掌心向下，用另一只手轻握小指，弯曲大拇指，指尖靠无名指侧的边缘处即是该穴。

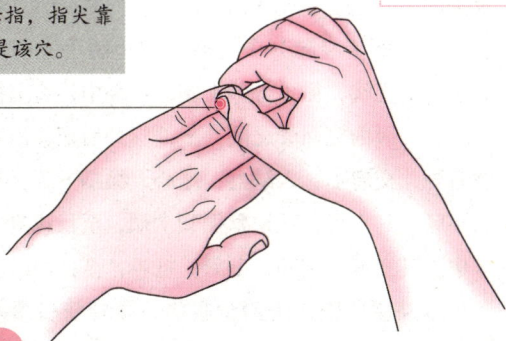

功用
生发心气、清热息风、醒神开窍。

配伍治病
热病、昏迷： 少冲配太冲、中冲、大椎。

▶ 自我按摩

弯曲大拇指，用指甲尖垂直掐按穴位，每日早、晚，左右各掐按3~5分钟，先左后右。

程度	掐按法	时间(分钟)
轻		3~5

第**6**章

手太阳小肠经经穴

手太阳小肠经的经穴具有宁心安神、舒筋活络的功效，按摩这些经穴可以疏通经气，缓解疲劳。小肠经起于手小指尺侧端，经由其支脉到达颧骨部，与足太阳膀胱经相接，主要循行于上肢、肩膀及头部。

《灵枢·经脉》中记载："小肠手太阳之脉，起于小指之端，循手外侧上腕，出踝中，直上循臂骨下廉，出肘内侧两骨之间，上循臑外后廉，出肩解，绕肩胛，交肩上，入缺盆，络心，循咽下膈，抵胃，属小肠。其支者：从缺盆循颈上颊，至目锐眦，却入耳中。其支者：别颊，上䪼，抵鼻，至目内眦。"

本经所属腧穴主治少腹痛，腰脊痛引睾丸，耳聋，目黄，颊肿，咽喉肿痛，肩臂外侧后缘痛等症。

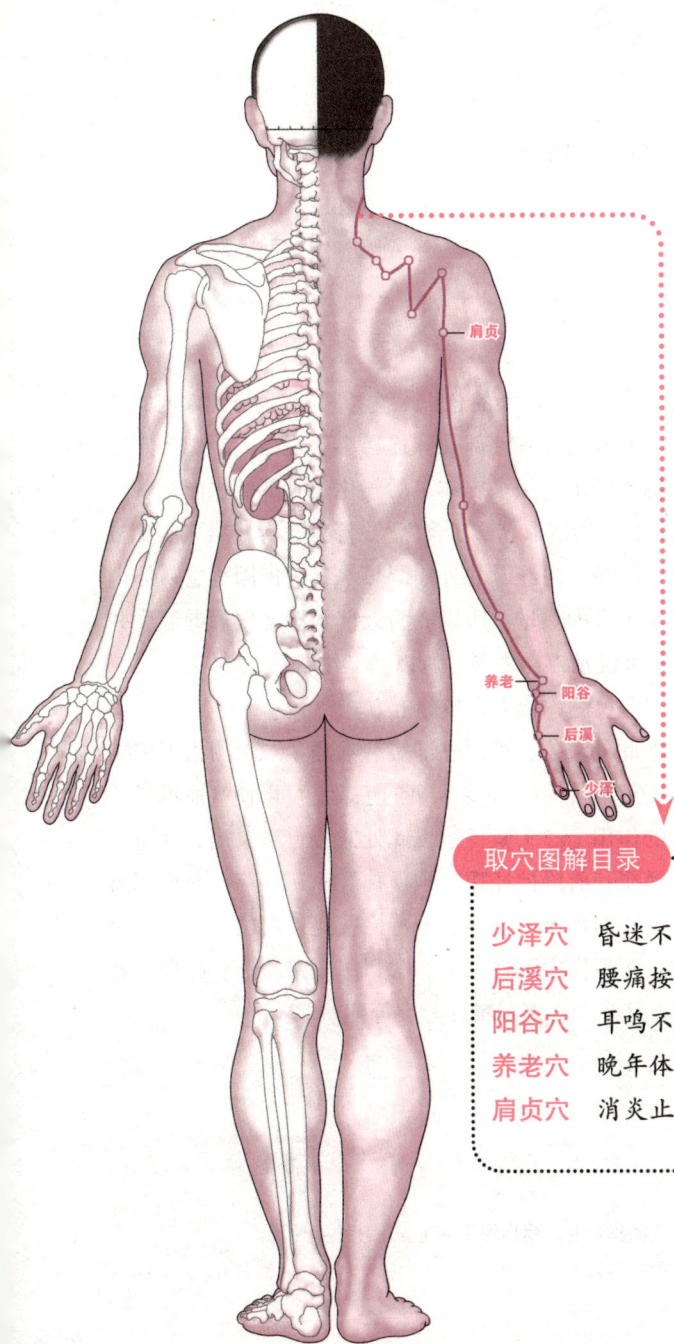

肩贞

养老　阳谷

后溪

少泽

少泽穴 昏迷不用怕，少泽唤醒他

主治 喉痛 昏迷 热病 乳痈等

当你感到喉咙疼痛、吞咽困难的时候，用指甲稍微用力掐按此处穴位，能够快速缓解咽喉疼痛。对脑卒中后不省人事的患者，用指甲稍微用力掐按此处穴位，就能使其血气得以畅通，对昏迷的患者苏醒有帮助。此外，本穴对产妇少乳也有疗效。

命名：少，阴、浊的意思；泽，沼泽的意思；"少泽"就是指此穴内的气血物质为天部的湿热水气。此穴因为有地部孔隙连通小肠经体内经脉，穴内物质为小肠经体内经脉外输的经水，经水出体表后气化为天部的水湿之气，就像热带沼泽的气化之气一样，所以取名"少泽"。少泽穴也称小吉穴、少吉穴。虽然本穴内的物质是小肠经体内经脉的外输湿热水气，但因为它从体内出体表后，水液气化散失了较多的热量，所以成为天部水湿之气后的温度并不高，对天部中的金性之气来说是吉祥之事，所以名"小吉""少吉"。

部位：在手指，小指末节尺侧，指甲根角侧上方0.1寸。

主治：（1）用指甲掐按此处穴位，可以立即缓解喉痛；（2）用指甲掐按此处穴位，对脑卒中初期、暴卒、昏沉、不省人事的患者，可以使气血流通，可以起到帮助其缓解症状的作用；（3）坚持掐按此处穴位，对头痛、目翳、咽喉肿痛、短气、肋间神经痛、前臂神经痛、颈项神经痛、耳聋、寒热不出汗等症状，具有很好的保健和调理作用；（4）坚持掐按此处穴位，能够治疗乳痈、乳汁少等乳疾；（5）在现代中医临床上，常利用此穴治疗乳腺炎、乳汁分泌不足、神经性头痛、脑卒中昏迷、精神分裂等症状。

自我取穴按摩法

① 左手的掌背向上、掌面向下。
② 用右手轻握左手的小指，大拇指弯曲，用指甲尖端垂直下压小指甲角。
③ 轻轻掐按此处穴位，有强烈的刺痛感。
④ 每次掐按1~3分钟。

取穴　按摩

▶ 精确取穴

在手指，小指末节尺侧，指甲根角侧上方0.1寸。

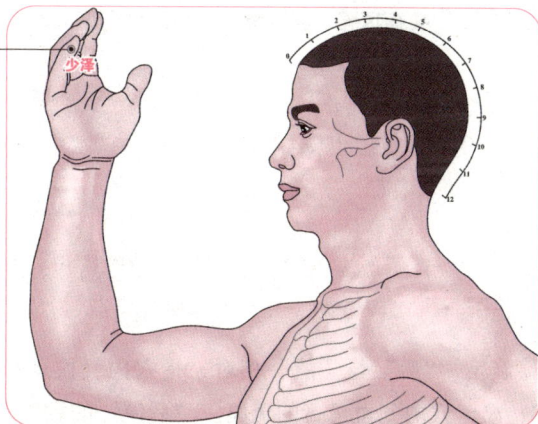

▶ 取穴技巧

左手掌背向上、掌面向下，右手轻握左手的小指，弯曲大拇指，大拇指指尖所到达的左手小指指甲外侧下缘处即是该穴。

功用
醒神开窍、通络止痛。

配伍治病
乳汁少、乳痈：少泽配膻中、乳根。

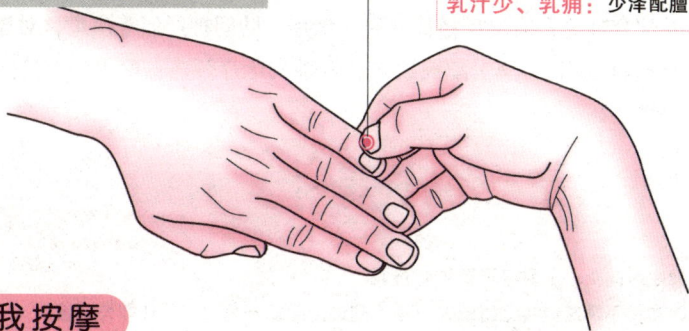

▶ 自我按摩

左手固定，找到穴位，右手弯曲大拇指，以指甲尖端垂直下压，轻轻掐按左手穴位，每次掐按1～3分钟。

程度	掐按法	时间(分钟)
轻		1～3

后溪穴 腰痛按后溪，为您解忧急

主治 头痛项强　腰背痛　手指及肘臂挛痛等

　　后溪穴是一个很有用处的穴位，它位于小肠经上，是人体奇经八脉交会穴，与督脉相通，能泻心火、壮阳气、调颈椎、利眼目、正脊柱。在中医临床上，不管是颈椎出了问题，还是腰椎出了问题，或者眼睛出了问题，都会用到这个穴位，治疗效果非常明显。而且，它对长期伏案工作或者在电脑前长时间久坐带来的不利影响具有调理作用。平时缺乏运动的人，如果在走路或者搬抬重物的时候不小心闪到了腰，疼痛难忍的时候，用手指甲掐按此穴位，同时轻轻转动痛处，可以快速地止痛。

　　命名："后"与"前"相对，指穴内气血运行的人体部位为后背督脉之部；溪，穴内气血运行的道路。"后溪"的意思是穴内气血外行于腰背的督脉之部。本穴物质为前谷穴传来的天部湿热之气，至本穴后，其外散的清阳之气上行督脉，运行的部位为督脉所属之部。因为本穴有清阳之气上行督脉，所以为督脉手太阳之会。在五行中，此处穴位属木。

　　部位：在手内侧，第5掌指关节尺侧近端赤白肉际凹陷中。

　　主治：（1）能有效治疗腰痛、腰部急性扭伤、慢性腰肌劳损等；（2）对头痛、目赤、耳聋、咽喉肿痛、手指及肘臂痉挛也具有疗效；（3）坚持按压此穴，并配合针灸，能治疗精神分裂、癔症、肋间神经痛等疾患，对盗汗、落枕也具有缓解作用；（4）配列缺穴、悬钟穴治疗颈痛；配水沟穴治疗急性腰扭伤。

自我取穴按摩法

① 伸臂曲肘向头，上臂与下臂约45度角。
② 轻握拳，手掌感情线之尾端在小指下侧边凸起如一火山口状处即是穴位。
③ 用指甲掐按穴位，有胀酸感。
④ 每次掐按1～3分钟。
⑤ 长期伏案工作或在电脑前久坐的人，可以每隔1小时，将双手后溪穴放在桌沿上来回滚动3～5分钟。

取穴　按摩

▶ 精确取穴

在手内侧,第5掌指关节尺侧近端赤白肉际凹陷中。

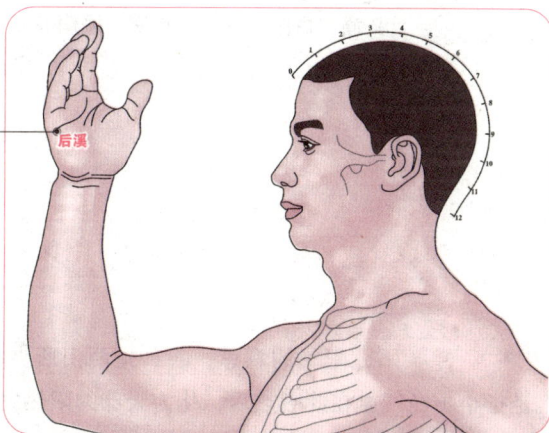

▶ 取穴技巧

伸臂曲肘向头,上臂与下臂约呈45°,轻握拳,手掌感情线之尾端在小指下侧边凸起如一火山口状处即是该穴。

功用

缓解疲劳、补精益气。

配伍治病

颈项强直、落枕: 后溪配天柱。
耳鸣、耳聋: 后溪配翳风、听宫。

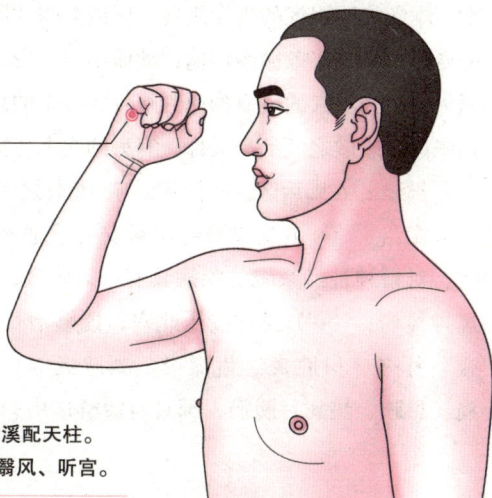

▶ 自我按摩

左手轻握拳,用右手轻握左手手背,弯曲大拇指,垂直向着掌心方向下压穴位,每次按1~3分钟。

程度	拇指压法	时间(分钟)
适度		1~3

阳谷穴 耳鸣不担忧，阳谷是帮手

主治　头痛　目眩　耳鸣　热病　癫痫等

衰老是人体的自然生长规律，但是通过科学地调养可以延缓衰老、延年益寿，方法之一就是经常按摩阳谷穴，可以疏通经络，调和营卫，使气血得以顺畅运行，继而促进整个人体的新陈代谢，协调脏腑功能，有效增强机体的抗病能力。长时间伏案工作的人，如果感到头晕眼花，按摩此处穴位能够明目安神。此外，坚持按压此处穴位，对经常性耳鸣的人有良好的疗效。

命名：阳，阳气的意思；谷，指两山所夹空虚之处。"阳谷"的意思是指小肠经气血在此吸热后，化为天部的阳热之气。此处穴位的物质是腕骨穴传来的湿热水气，到达本穴后，水气进一步吸热气化上行至更高的天部层次。本穴如同阳气的生发之谷，所以名叫"阳谷"。因为气血物质在此处穴位的变化是吸热胀散循经传输，动而不居，所以是小肠经经穴。在五行中，此穴属火。因为本穴的气血物质为腕骨穴传来的湿热水气，到达本穴后，进一步吸热胀散，胀散之气上炎天部，有火的炎上特征，所以属火。

部位：在腕后区，尺骨茎突与三角骨之间的凹陷中。

主治：（1）此穴具有明目安神、通经活络的作用；（2）经常按压此穴，对精神神经系统的疾病具有一定疗效，如精神病、癫痫、肋间神经痛、尺神经痛；（3）经常按压此穴，能够治疗五官科的一些疾病，如神经性耳聋、耳鸣、口腔炎、齿龈炎、腮腺炎等；（4）坚持按压此处穴位，对头痛、目眩、热病、腕痛，都具有缓解作用；（5）配阳池穴治疗腕痛。

自我取穴按摩法

① 曲肘，一只手的手背朝上；另一只手的四指轻托手臂，拇指放在小指侧手腕附近，骨头凸出处的前方凹陷处，此时用拇指按压所在之处有酸胀感。

② 曲肘侧腕，用拇指的指腹按压穴位，做圈状按摩。

③ 每次按压1～3分钟。

取穴 按摩

▶ 精确取穴

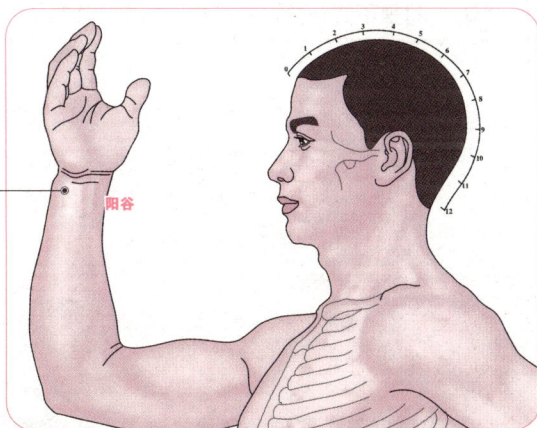

阳谷

在腕后区，尺骨茎突与三角骨之间的凹陷中即是。

▶ 取穴技巧

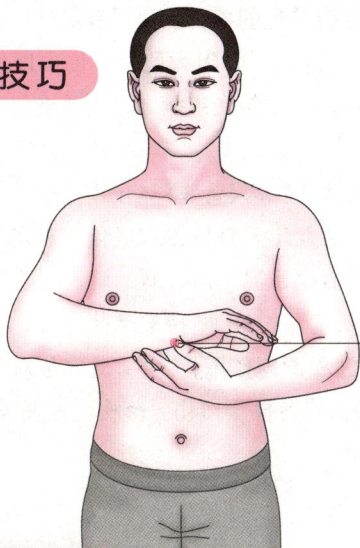

功用
明目安神、通经活络。

配伍治病
腕痛：阳谷配阳池。

曲肘，一只手的手背朝上；另一只手四指轻托手臂，拇指置于小指侧手腕附近的骨头凸出处的前方凹陷处，拇指所在的穴位即是。

▶ 自我按摩

曲肘侧腕，以拇指指腹按压穴位，并做圈状按摩，左右轮换按摩，每次按压1~3分钟。

程度	拇指按压法	时间(分钟)
适度		1~3

养老穴 晚年体健靠养老

主治 目视不明 急性腰扭伤 落枕 近视等

养老穴可以调气活血、舒筋散寒、通络止痛，可用于解决经脉循行部位的急性疼痛等病症。有的人夜晚睡眠的姿势不对或枕头的高低不合适，使得颈部肌肉长时间被过分牵拉，从而导致落枕；或者因为颈部肌肉扭伤，或者因为偶感风寒，导致颈项局部经脉气血阻滞，从而使得颈项强直。还有的人晚上总是睡不安稳，不断地被尿意唤醒，可是等到了洗手间后却又尿不出来；有的人则表现为尿频。还有人的视力和听力渐渐模糊不清，或者坐久了要站起来，或上下楼梯的时候总觉得脚和膝盖关节不利落，如果有这些症状，都可以通过按摩养老穴进行调理。

命名：养，生养、养护的意思；老与少、小相对，长者为尊。"养老"的意思是说此处穴位对老年人非常容易患的各种疾病很有益处。因为小肠的功能是吸收水谷所化之精气供养全身，同时因为此处穴位可以治疗目视不明、耳闭不闻、肩臂疼痛、手脚不能自主等老年病，是调治老年人疾病的重要穴位，所以称为养老穴。

部位：在前臂后区，腕背横纹上1寸，尺骨头桡侧凹陷中。

主治：（1）坚持按摩此穴，对老年人身体器官退化、衰老等各种疾病具有疗效；（2）按摩此穴，能够治疗目视不清，肩、背、肘、臂等部位的酸痛，以及呃逆、落枕、腰痛等疾病；（3）坚持按摩此穴位，能够舒筋、通络、明目，对身体有很好的保健和调理作用；（4）此穴位对脑血管疾病也有一定的疗效；（5）此穴能够治疗急性腰扭伤、落枕、近视等；（6）配太冲穴、足三里穴，治疗目视不明。

自我取穴按摩法

① 举臂曲肘，手掌心朝颜面。
② 用另一只手的示指指尖垂直向下按揉尺骨基状突起部的凹陷沟，穴位处有酸胀感。
③ 每次左右两穴各按揉1～3分钟。

取穴　按摩

▶ 精确取穴

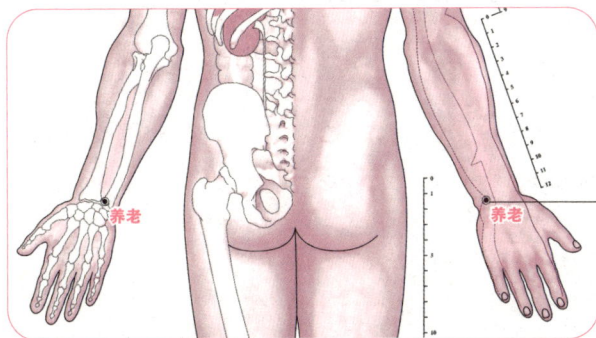

在前臂后区，腕背横纹上1寸，尺骨头桡侧凹陷中。

养老

养老

▶ 取穴技巧

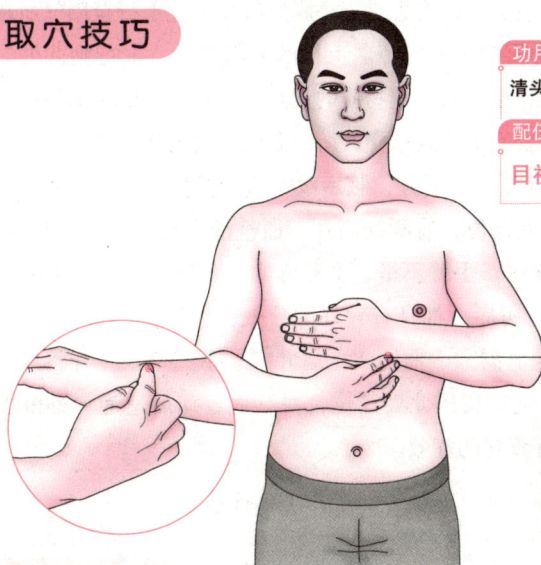

功用

清头明目、舒筋活络。

配伍治病

目视不明：养老配太冲、足三里。

先将左手的掌心向下，用右手示指按在尺骨小头的最高点上，然后左手掌心转向胸部，右手手指滑入的骨缝中即是该穴。

▶ 自我按摩

举臂曲肘，一只手掌心朝向胸口，用另一只手的示指指尖垂直向下按揉穴位，每次左右各按揉1~3分钟。

程度	示指压法	时间(分钟)
适度		1~3

肩贞穴 消炎止痛，肩贞常用

主治 肩臂疼痛　瘰疬　耳鸣　肩关节周围炎

　　此穴位名出自《黄帝内经·素问·气穴论》。现代人由于长期在电脑前久坐不动，或者长时间伏案工作，再加上缺乏必要的运动，久而久之就极有可能导致双肩气血运行不畅，致使肌肉僵硬，从而导致肩膀疼痛难忍。此时如果不注意运动、休息、调理，或者得不到及时的治疗，时间久了就会患上肩周炎等疾病。此外，由于气血不畅，有些人还会时常感到双手臂麻木。人体肩部有一个穴位名叫肩贞穴，只要能够长期坚持按压这个穴位，就可以使肩膀疼痛的症状得到缓解，并且对肩周炎也有一定的治疗效果。

　　命名："肩"的意思是指穴位所在的部位是肩部；"贞"在中国古代是指贞卜、问卦的意思。"肩贞"的意思是指小肠经气血由此上行至阳气所在的天部层次。此处穴位的物质为小海穴蒸散上行的天部之气，上行到此处穴位后，此气冷缩、量少势弱，于是，气血物质的火热之性对天部层次的气血的影响作用就不确定，如同需要问卜求卦一样，所以名叫"肩贞穴"。

　　部位：在肩胛区，肩关节后下方，腋后纹头直上1寸。

　　主治：（1）按压此处穴位，有醒脑聪耳、通经活络的作用；（2）坚持按压此处穴位，对肩胛疼痛、手臂不举、上肢麻木、耳鸣、耳聋、齿痛、瘰疬，以及肩关节周围炎等病症，都具有较好的疗效；（3）配肩髃穴、肩髎穴，可以治疗肩周炎；配肩髎穴、曲池穴、肩井穴、手三里穴、合谷穴，可以治疗上肢不遂；（4）坚持按压此处穴位，对脑血管病后遗症、颈淋巴结结核、头痛等病症都具有较好的疗效。

自我取穴按摩法

① 正坐垂肩，在肩关节的后下方。
② 双臂互抱，双手伸向腋后，中指指腹所在的腋后纹头之上，就是此处穴位。
③ 用中指指腹按压穴位，有酸痛感。
④ 分别按揉左右的穴位，每次按揉1～3分钟。

取穴 按摩

▶ 精确取穴

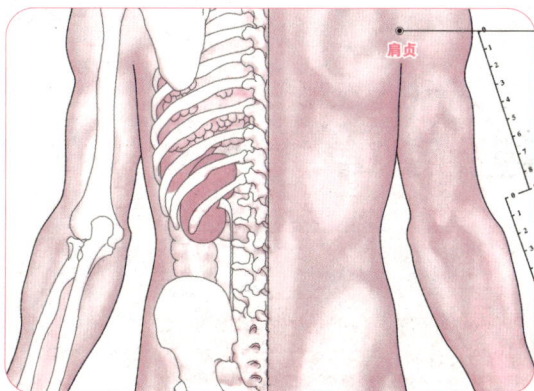

位于肩关节后下方，臂内收时，腋后纹头上1寸处即是。

▶ 取穴技巧

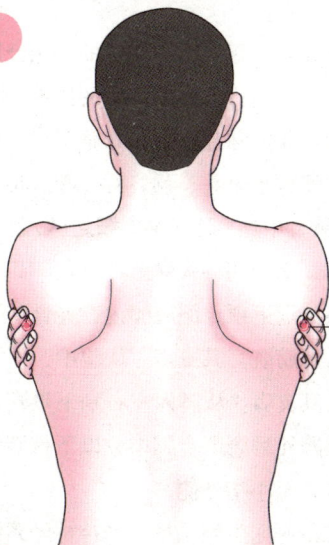

功用

清头聪耳、通经活络。

配伍治病

肩周炎：肩贞配肩髃、肩髎。
上肢不遂：肩贞配肩髎、曲池穴、肩井、手三里、合谷。

双臂互抱，双手伸向腋后，中指指腹所在的腋后纹头上的穴位即是。

▶ 自我按摩

以中指指腹按压穴位，每次左右各按揉1~3分钟。

程度	中指折叠按压法	时间(分钟)
适度		1~3

第7章

足太阳膀胱经经穴

足太阳膀胱经是十四经络中最长的一条经脉，几乎贯穿整个身体。它运行人体中宝贵的体液，因此关系到全身的健康。此经脉起于内眼角睛明穴，止于足小趾端至阴穴，循行经过头、颈、背、腿、足部。

《灵枢·经脉》中述：膀胱足太阳之脉，起于目内眦，上额，交巅。其支者：从巅至耳上角。其直者：从巅入络脑，还出别下项，循肩髆内，夹脊抵腰中，入循膂，络肾，属膀胱。其支者：从腰中，下挟脊，贯臀，入腘中。其支者：从髆内左右别下贯胛，挟脊内，过髀枢，循髀外后廉下合腘中，以下贯腨内，出外踝之后，循京骨至小指外侧。

本经腧穴主治泌尿生殖系统、精神神经系统、呼吸系统、循环系统、消化系统的病症及本经所经过部位的病症，例如癫痫、头痛、目疾、鼻病、遗尿、小便不利及下肢后侧部位的疼痛等。

承光

五处

曲差

睛明

天柱

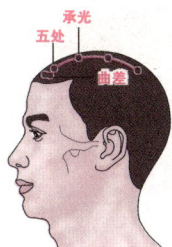

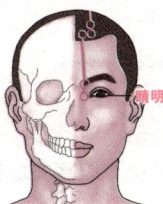

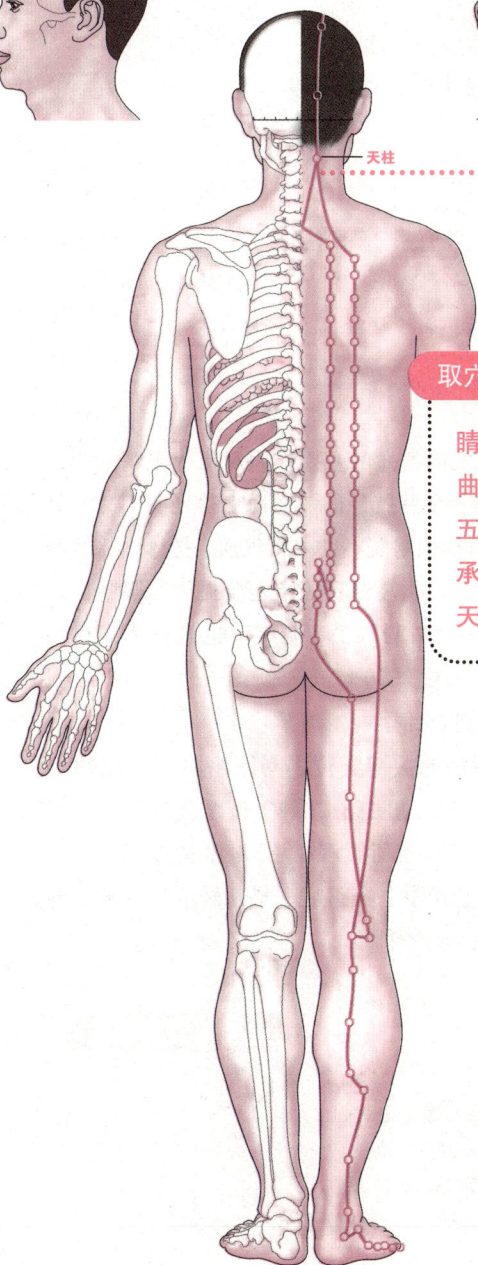

睛明穴 还您一个明亮的世界

主治 急慢性结膜炎　眼睛充血红肿　假性近视等

睛明穴最早见于《黄帝内经·素问·气府论》，又名泪空、泪腔等，能够治疗各种眼疾、面瘫、呃逆、急性腰扭伤等症。在《铜人腧穴针灸图经》中，记载这个穴位主治11种病症，其中10种为眼疾。经常按摩睛明穴，不但对老年人的老花眼有疗效，而且还能治疗轻度近视，对中高度近视也有缓解作用。当你发现自己的眼睛有视力不佳、眼前如有薄雾、双眼畏光、迎风流泪、眼睛酸涩、双眼红肿等不适症状，只要经常按摩这处穴位，就可以得到改善。

命名：睛，指穴位所在的部位及穴内气血的主要作用对象为眼睛；明，光明的意思。"睛明"的意思是指眼睛接受膀胱经的气血而变得光明。此穴是太阳膀胱经上的第一穴位，其气血来自体内膀胱经的上行气血，是体内膀胱经吸热上行的气态物所化之液，也就是血。此穴将膀胱经之血提供给眼睛，眼睛受血而能视，变得明亮清澈，所以名"睛明"。"睛明穴"也被称为"目内眦""泪孔穴""泪空穴""泪腔穴""目眦外"。

部位：在面部，目内眦内上方眶内侧壁凹陷中。

主治：（1）此穴是主治所有眼病的关键穴位，对眼睛具有去眼翳、镇痛、消肿、止泪、止痒的作用，能令眼睛明亮；（2）按摩此处穴位，能使急慢性眼结膜炎、眼睛充血红肿的症状有所缓解；（3）坚持按摩这处穴位，对假性近视、轻度近视、散光、老花眼、夜盲症、早期轻度白内障、迎风流泪等眼疾，具有非常明显的调理、改善作用。

自我取穴按摩法

① 正坐，轻闭双眼。
② 两肘撑在桌面上，双手除大拇指外，其余八指的指尖朝上。
③ 大拇指的指甲尖轻轻掐按鼻梁旁边与内眼角的中点。
④ 在骨上轻轻前后刮揉，有酸、胀及稍微刺痛的感觉。
⑤ 每天左右两穴位分别刮揉1次，每次1～3分钟，也可以两侧穴位同时刮揉。

取穴　按摩

▶ 精确取穴

睛明　睛明

位于面部，距目内眦角上方 0.1 寸的凹陷处即是。

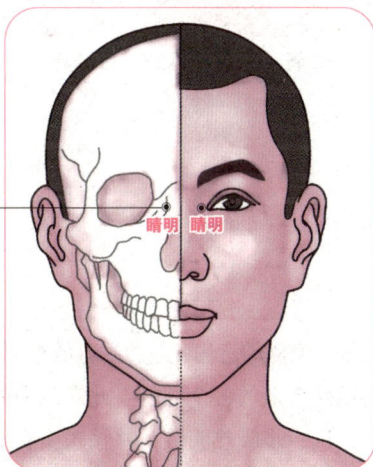

▶ 取穴技巧

正坐，轻闭双眼，除拇指外的其余八指指尖朝上，将大拇指置于鼻梁旁与内眼角的中点，拇指指尖所在的位置即是。

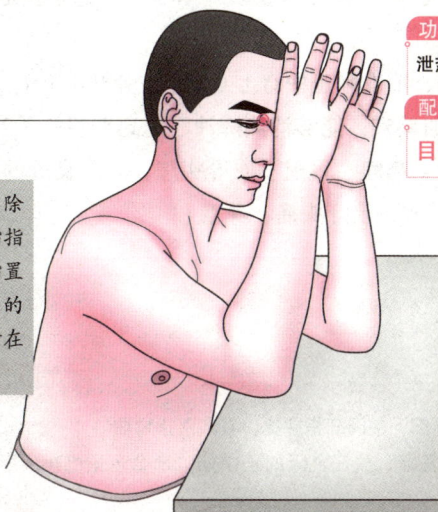

功用

泄热明目，祛风通络。

配伍治病

目视不明：睛明配球后、光明。

▶ 自我按摩

用拇指指甲尖轻掐穴位，在骨上轻轻前后刮揉，每次左右各（或双侧同时）刮揉1~3分钟。

程度	刮揉法	时间(分钟)
轻		1~3

曲差穴 鼻窍通透有曲差

主 治 头痛 鼻塞 鼻衄 目眩等

　　这个穴位名出自《针灸甲乙经》，别名鼻冲。曲差穴对鼻塞、头痛、目视不明具有良好的治疗作用。《针灸甲乙经》云："喘息不利，烦满，曲差主之。"《铜人腧穴针灸图经》云："治目视不明。"如果你感到鼻子不舒服，或感冒后鼻塞不通，或不断地流鼻涕，此时按揉曲差穴，能使症状得到缓解。

　　命名：曲，隐秘的意思；差，派遣的意思。"曲差"的意思是说膀胱经气血由此穴位输送到头上的各个部位。此穴位中的物质是眉冲穴传来的水湿之气，到达这里后，进一步吸热胀散，并输送至头上各个部位。但是，因为它的气血水湿成分少，呈若有若无之状，所以名为"曲差"。曲差穴称作"鼻冲"，鼻主肺，指穴位内的物质为气；冲，冲行的意思。"鼻冲"的意思就是说穴位内的气血运行呈冲行之状。

　　部位：在人体头部，前发际正中直上 0.5 寸，旁开 1.5 寸。

　　主治：（1）按摩曲差穴，能够清热降浊、通窍明目；（2）经常按摩这个穴位，对头痛、鼻塞、鼻衄、目视不明等疾患，具有良好的调理、改善、治疗作用；（3）配合谷穴，治疗头痛、鼻塞。

自我取穴按摩法

① 将一只手的手掌心朝面部，中间三指并拢，其余两指弯曲。
② 无名指的指腹探入前发际，放在发际的正中处，那么示指的指尖所在之处就是该穴位。
③ 用示指的指腹，以适当的力度按压穴位。
④ 以同样的方法按压另一侧穴位。
⑤ 可以左右轮流按压两侧穴位，也可以两侧穴位同时按压，每次每穴按压1～3分钟。

取穴 按摩

▶ 精确取穴

位于人体头部，前发际正中直上 0.5 寸，旁开 1.5 寸。

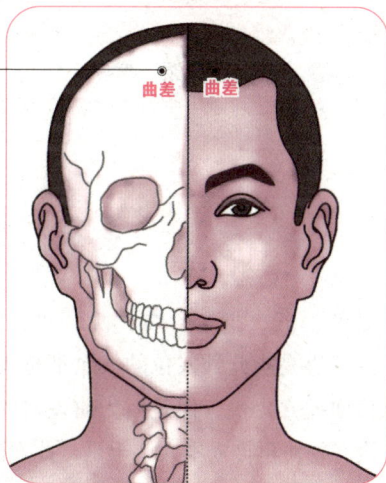

曲差　曲差

▶ 取穴技巧

发际

右手掌心朝向面部，中间三指并拢，其余两指弯曲，无名指指腹探入前发际，放于发际正中处，则示指指尖所在的位置即是该穴。

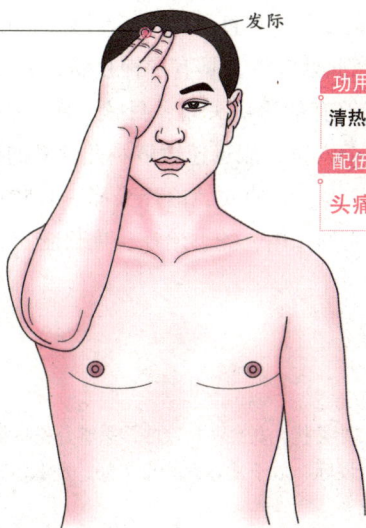

功用

清热降浊、通窍明目。

配伍治病

头痛、鼻塞：曲差配合谷。

▶ 自我按摩

以示指的指腹按压穴位，每次左右各 1～3 分钟。

程度	示指压法	时间(分钟)
适度		1～3

五处穴 癫痫不可怕，五处治好它

主治 头痛 目眩 癫痫

这个穴位名出自《针灸甲乙经》，这处穴位的功效与眉冲穴、曲差穴略同，主治头痛、目眩、目视不明等疾患。如果感到头晕眼花，或总是看不清东西，经常按揉这个穴位，具有很好的治疗作用。

命名：五，指东、南、西、北、中五个方位；处，处所的意思。"五处"的意思是指此处穴位的气血来自头上的各个部位。此处穴位的气血本来应该由曲差穴提供，但是因为曲差穴的气血受热后散于膀胱经之外，所以基本上没有物质再传入本穴，于是，此穴的气血就由头上各部位的气血汇入，因此名为"五处穴"。五处穴也被称为"巨处"，巨，巨大的意思；处，处所的意思。"巨处"就是指此处穴位的气血来自穴外的广阔天部。

部位：在头部，前发际正中直上1寸，旁开1.5寸处。

主治：（1）按摩此处穴位，具有宁神止痛、活血通络的作用；（2）经常按摩这个穴位，能够有效治疗头痛、目眩、癫痫等疾病；（3）如果遇到小儿惊厥时，按摩这个穴位，能迅速缓解小儿惊厥的症状，帮助孩子及时得到救治；（4）配合谷穴、太冲穴，治疗头痛、目眩；配率谷穴、行间穴，有清利头目、平肝利胆的作用，能够治疗头痛目眩。

自我取穴按摩法

① 伸出一只手，中间三指并拢，其余两指弯曲，手掌心朝向面部。
② 无名指第1关节全入发际，放于发际之上正中处，那么示指的指尖所在之处就是这处穴位。
③ 用同样的方法找出另外一个穴位。
④ 以适当的力度，用示指的指腹按压穴位，左右两侧穴位每次各按压1~3分钟。

取穴　按摩

▶ 精确取穴

位于人体的头部，当前发际正中直上1寸，旁开1.5寸处即是。

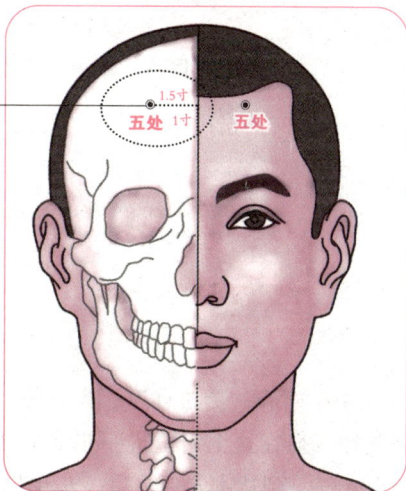

1.5寸
五处　1寸　五处

▶ 取穴技巧

右手的中间三指并拢，其余两指弯曲，掌心向颜面，无名指第1关节全入发际，放于发际上正中处，则示指指尖所在的位置即是穴位。依此法找出另一穴。

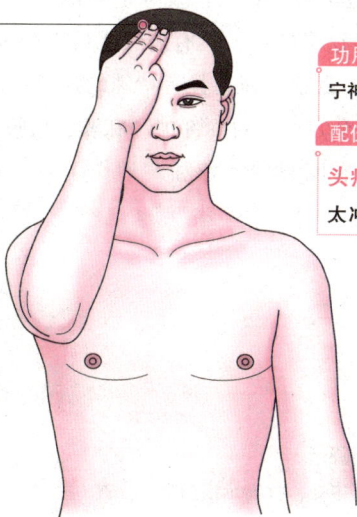

功用

宁神止痛、活血通络。

配伍治病

头痛、目眩： 五处配合谷、太冲。

▶ 自我按摩

以示指指腹按压穴位，每次左右各1~3分钟。

程度	示指压法	时间(分钟)
适度		1~3

承光穴　止痛祛热，还您快乐

主治　头痛　目眩　鼻塞　热病

这个穴位名出自《针灸甲乙经》。据医典记载，这处穴位主治风眩头痛、烦心欲呕、多清涕、鼻塞、口歪、目眩、目翳、青盲、目视不明等疾患。此外，这个穴位还能让人全身放松。在长时间从事紧张的工作之后，或者剧烈的运动之后，如果身体感到疲乏不堪，可以按摩此穴使身心放松下来。关于这个穴位的作用，《针灸甲乙经》云："（主）热病汗不出，青盲远视不明。"《铜人腧穴针灸图经》云："治风眩头痛。"《针灸大成》云："主目生白翳。"皆有记载。

命名： 承，受的意思；光，亮、阳、热的意思。"承光"的意思是指膀胱经气血在这个穴位进一步受热胀散。此处穴位物质是从五处穴传来的凉湿水气，到达本穴后，进一步受热胀散，所以名为"承光"。

部位： 这个穴位在人体头部，前发际正中直上2.5寸，旁开1.5寸处。

主治：（1）按摩这个穴位，具有清热明目、祛风通窍的作用；（2）按摩这个穴位，对头痛、目眩、鼻塞具有特殊的疗效，能够使症状得到改善；（3）长期坚持按压这个穴位，对面部神经麻痹、角膜白斑、鼻息肉、鼻炎、内耳眩晕症等疾病，有明显的治疗和调理作用；（4）配百会穴，可治疗头痛。

自我取穴按摩法

① 左手四指并拢，拇指跷起。
② 将小指放在前发际正中处，找出示指指腹的位置，并以此为基点。
③ 旁开2横指的位置就是这个穴位。
④ 用同样的方法找出另外一侧的穴位。
⑤ 用示指指腹按压穴位，左右穴位每次各按压1～3分钟。

取穴 按摩

▶ 精确取穴

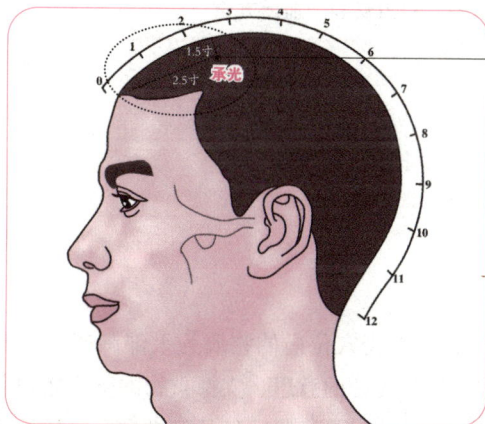

位于人体的头部，当前发际正中直上 2.5 寸，旁开 1.5 寸处即是。

▶ 取穴技巧

功用
清热明目、祛风通窍。

配伍治病
头痛：承光配百会。

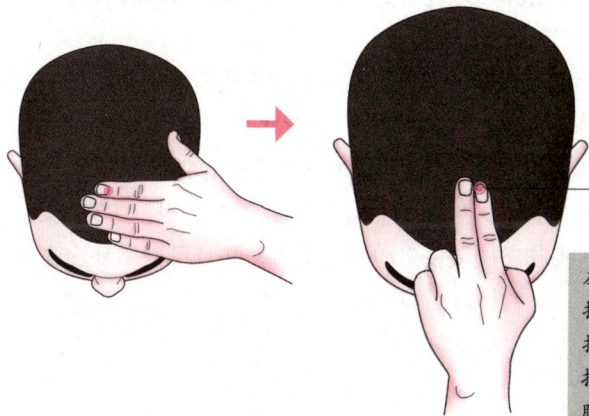

左手四指并拢，拇指跷起，将小指放于前发际正中处，找出示指指腹所在位置，以此为基点，再把左手中指与示指并拢，中指指腹放于基点处，则示指指尖所在的位置即是该穴。另一侧取穴方法相同。

▶ 自我按摩

以示指指腹按压穴位，每次左右穴位各按压1~3分钟。

程度	示指按压法	时间(分钟)
适度		1~3

天柱穴 头脑清楚，天柱帮助

主治 后头痛　颈项僵硬　视力衰弱　血压亢进

在气功八段锦中，有一个动作叫"鸣天鼓"，就是用两只手掌盖住耳门，手指尖向后，按压在天柱穴部位，示指用力叩打此处穴位，此时耳中就会有"嗡嗡"的声音震荡，就像鸣鼓一样。老年人经常按摩这个穴位，不但能够预防中暑，还能够改善头晕、耳鸣等症状。经常头痛、昏昏沉沉、视力模糊、头脑不清的人，每天坚持按压天柱穴，可以缓解症状。

命名：天，有两个意思，一是指穴位内的物质为天部阳气，二是指穴位内的气血作用于人的头颈；柱，支柱的意思，支撑重物的坚实之物，比喻穴位内气血饱满坚实。"天柱"的意思是指膀胱经的气血在此穴位呈坚实饱满之状。本穴位内的气血是汇聚膀胱经背部各腧穴上行的阳气所致，其气强劲，充盈头颈交接之处，颈项受其气乃可承受头部重量，如同头上的支柱一样，所以名"天柱"。

部位：在颈后区，横平第2颈椎棘突上际，斜方肌外缘凹陷中。

主治：（1）此穴位对后头痛、颈项僵硬、肩背疼痛、血压亢进、目痛、鼻塞、嗅觉功能减退等具有疗效；（2）按摩这个穴位，能改善视力衰弱、视神经萎缩、眼底出血等症状，并且有很好的保健调理作用；（3）经常按摩这个穴位，还可以使头脑反应敏锐，增强记忆力，并且可以调整、改善内脏机能。

自我取穴按摩法

① 正坐，双手举起，抬肘，掌心朝前，向着后头部。
② 指尖朝上，用大拇指的指腹从下而上按入颈后枕骨下，大筋外两侧凹陷处，有酸痛、胀、麻的感觉。
③ 由下往上轻轻按揉两侧穴位，每次按揉1～3分钟。

取穴 按摩

▶ 精确取穴

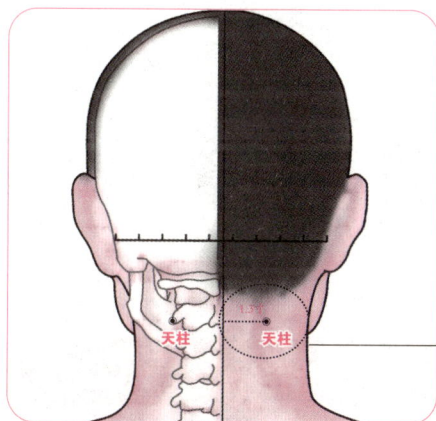

项部大筋（斜方肌）外缘之后发际凹陷中，约当后发际正中旁开1.3寸处即是。

天柱　天柱

▶ 取穴技巧

功用

通络、止痛、明目。

配伍治病

头痛项强：天柱配大椎。

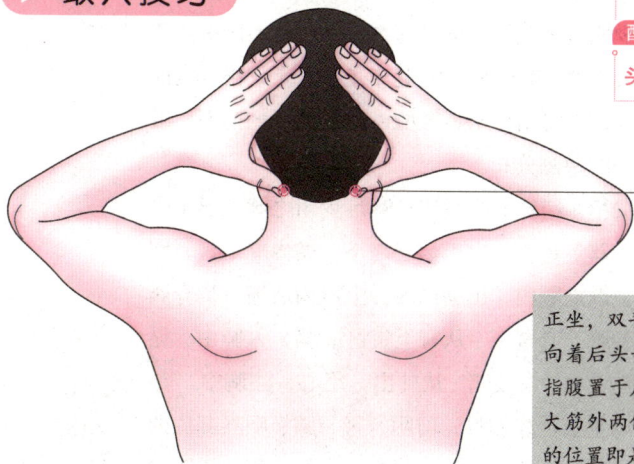

正坐，双手举起，抬肘，掌心朝前，向着后头部，指尖朝上，将大拇指指腹置于后头骨正下方凹陷处，即大筋外两侧凹陷处，拇指指腹所在的位置即是该穴。

▶ 自我按摩

以大拇指指腹由下往上轻轻按揉，每次左右各（或双侧同时）1~3分钟。

程度	拇指按揉法	时间(分钟)
轻		1~3

第 **8** 章

足少阴肾经经穴

足少阴肾经是人体的先天之本，是与人体脏腑器官联系最多的一条经脉。它起于足小趾下，止于胸前的俞府穴，主要循行于下肢的内侧和躯干的前面，沿前正中线的两侧分布。

《灵枢·经脉》中有述：肾足少阴之脉，起于小指之下，邪走足心，出于然谷之下，循内踝之后，别入跟中，以上腨内，出腘内廉，上股内后廉，贯脊属肾，络膀胱。其直者：从肾上贯肝、膈，入肺中，循喉咙，夹舌本。其支者：从肺出，络心，注胸中。

本经主要治疗妇科、前阴、肾、肺、咽喉部位的病症，如月经不调、阴挺、遗精、小便不利、水肿、便秘、泄泻，以及经脉循行部位的病变。

大赫
横骨

涌泉

复溜
太溪

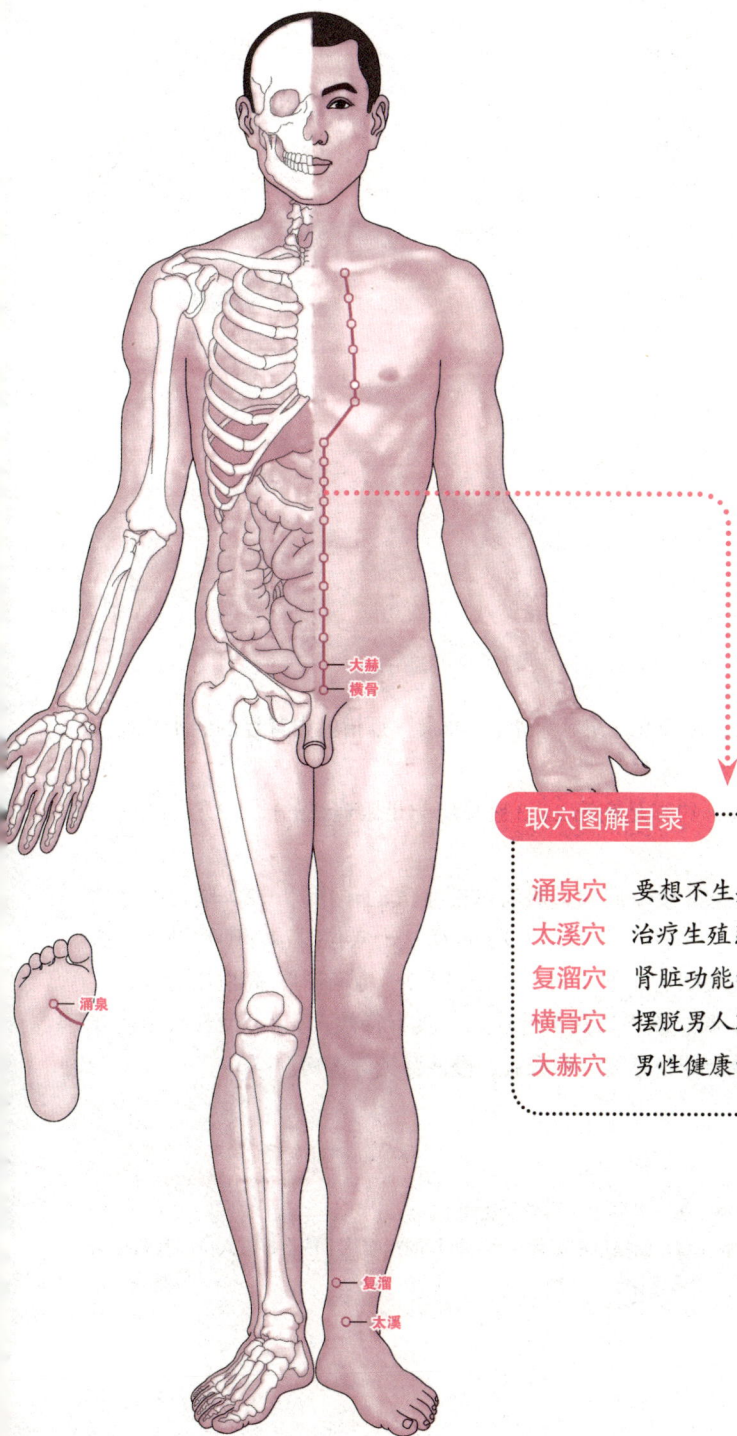

涌泉穴 要想不生病就找涌泉

主治 小便不利 气喘 目眩 中暑等

涌泉穴是肾经的首要穴位。《黄帝内经》云："肾出于涌泉。涌泉者，足心也。"我国民间自古就有"寒从足入""温从足入"的说法。《韩氏医通》云："多病，善养者每夜令人擦足心（涌泉），至发热，甚有益。"苏东坡也在《养生记》中，把"擦涌泉"视为养生之道。《寿视养老新书》中指出："旦夕之间擦涌泉，使脚力强健，无痿弱酸痛之疾矣。"经常按摩涌泉穴，还能增强人体的免疫功能，提高抵抗传染病的能力。苏东坡讲过这样一个故事：扬州有一名武官在广州、广西地区做了十多年的官，从来没有染上过疟疾，而且始终面色红润，健步如飞，也从不吃药。问他有什么方法，他说自己每天早晨天不亮就起床，然后坐着，两足相对按摩，直至出汗。他说，在两广做官的十多年里，之所以从来没有感染过疟疾，完全是因为每天坚持按摩的缘故。

命名：涌，溢出的意思；泉，泉水。"涌泉"是指体内肾经的经水从此穴位溢出体表，所以称"涌泉"。

部位：在足底，约当足底第2、3趾蹼缘与足跟连线的前1/3与后2/3交点凹陷中。

主治：（1）经常按摩此穴，具有散热生气的作用；（2）坚持按摩这个穴位，能够益肾、清热、开郁；（3）按摩这个穴位对治疗咽喉肿痛、头痛、目眩、失音、失眠、小便不利、休克、中暑、脑卒中、高血压、癫痫，女子不孕、月经不调、阴痒、阴挺等疾病，具有特效；（4）经常按摩此穴位，还能缓解并治疗神经衰弱、糖尿病、慢性肾炎等疾病。

自我取穴按摩法

① 正坐，把一只脚跷在另一条腿上，脚掌尽量朝上。
② 用另一侧的手轻握住脚，四指放在脚背，用大拇指的指腹从下往上推按穴位，有痛感。
③ 左右脚心每日早、晚各推按1~3分钟。

取穴　按摩

▶ 精确取穴

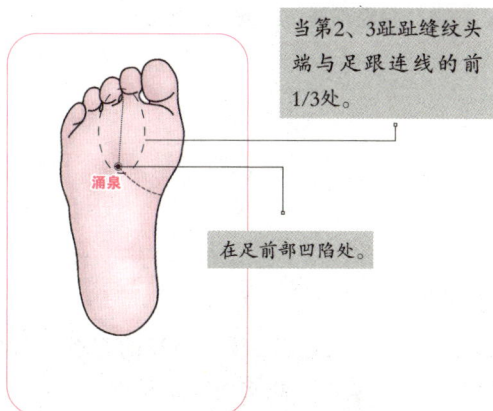

当第2、3趾趾缝纹头端与足跟连线的前1/3处。

涌泉

在足前部凹陷处。

▶ 取穴技巧

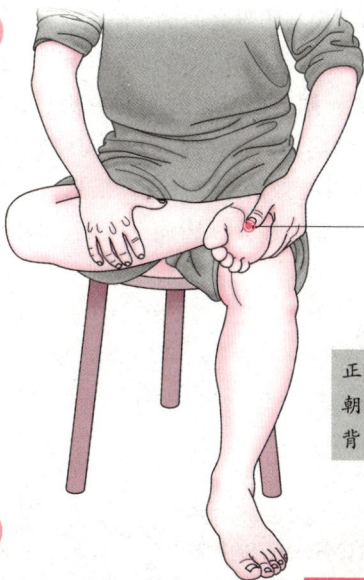

功用

散热生气。

配伍治病

喉痹：涌泉配然谷。
热病挟脐急痛：涌泉配阴陵泉。

正坐，右足翘于左腿上，足掌尽量朝上，用左手轻握，四指置于足背，大拇指按压处即是。

▶ 自我按摩

以大拇指指腹由下往上推按，每日早、晚，左右足心各推按1~3分钟。

程度	拇指推按法	时间(分钟)
重		1~3

太溪穴 治疗生殖系统疾病的好手

主治 月经不调 肾炎 膀胱炎等

这是一个重要的穴位，具有"决生死，处百病"的作用。《会元针灸学》中说："太溪者，山之谷通于溪，溪通于川。肾藏志而喜静，出太深之溪，以养其大志，故名太溪。"《经穴解》中也说："穴名太溪者，肾为人身之水，自涌泉发源，尚未见动之形，溜于然谷，亦未见动之形，至此而有动脉可见，溪乃水流之处，有动脉则水之形见，故曰太溪。溪者，水之见也；太者，言其渊不测也。"

命名：太，大的意思；溪，溪流的意思。"太溪"的意思是指肾经水液在此形成较大的溪水。此穴内物质是然谷穴传来的冷降之水，到本穴后，冷降水形成了较为宽大的浅溪，因此名"太溪"，也称"大溪穴""吕细穴"。"吕细"是形容在此穴内流行的地部经水水面宽阔而流动缓慢。

部位：在足踝区，内踝尖与跟腱之间的凹陷中。

主治：（1）按摩这个穴位，有清热生气的作用；（2）坚持按压此穴，能够益肾、清热、健腰膝、调节内脏，并且对肾炎、膀胱炎、月经不调、遗尿、遗精、神经衰弱、腰痛、足底疼痛等病症有一定的调节和缓解作用；（3）刮按这个穴位，还能够有效治疗女性子宫疾患；（4）经常按揉这个穴位，对咽喉肿痛、耳鸣、失眠、脱发、齿痛、气喘、胸闷、咯血、健忘等症有很好的保健和调理作用。

自我取穴按摩法

① 正坐垂足，抬起一只脚放在另一条腿的膝盖上。
② 用另一侧的手轻握脚踝，四指放在脚背上，大拇指弯曲，从上往下刮按此穴，有胀痛感（注意，不要用力过猛）。
③ 左右脚上的穴位，每天早、晚各刮按1~3分钟。

取穴　按摩

▶ 精确取穴

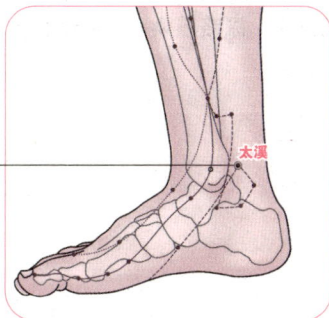

太溪

位于足内侧，内踝尖与跟腱之间的凹陷处。

▶ 取穴技巧

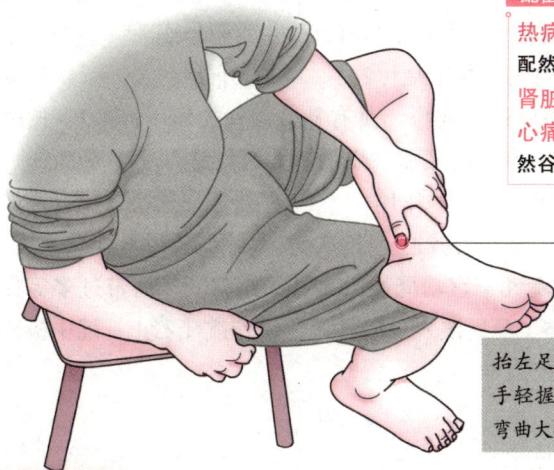

功用

清热生气。

配伍治病

热病烦心、足寒清：太溪配然谷。

肾脏不适：太溪配肾俞。

心痛如锥刺：太溪配支沟、然谷。

抬左足置于右侧膝盖上。用左手轻握，四指放置脚踝上方，弯曲大拇指按压处即是。

▶ 自我按摩

以大拇指指腹由上往下刮按该穴，每日早、晚各刮按1~3分钟。

程度	拇指刮按法	时间(分钟)
轻		1~3

复溜穴 肾脏功能的调理师

主治 睾丸炎 尿路感染 白带过多等

腰部酸胀，隐隐作痛，既不能久坐，又不能久立，稍微活动就会感觉酸胀和疼痛加剧，此时只要按压复溜穴就能有不错的缓解效果。复溜穴是滋阴补肾的重要穴位，能治疗多种病症。《针灸大成》云："主肠澼，腰脊内引痛，不得俯仰起坐。"《医宗金鉴》云："主治血淋，气滞腰痛。"《玉龙歌诀》云："无汗伤寒泻复溜，汗多宜将合谷收；若然六脉皆微细，金针一补脉还浮。"

命名：复，再的意思；溜，悄悄地散失。"复溜"的意思是指肾经的水湿之气在此穴再次吸热蒸发上行。本穴物质是照海穴传输来的寒湿水气，上行至本穴后再次吸收天部之热而蒸升，气血的散失就像溜走了一样，所以名"复溜"，也称"伏白穴""昌阳穴"。"伏白"的意思是指此穴吸热溜散的水气隐伏着肺金之气的凉湿之性；"昌阳"的意思是指从照海穴传来的寒湿之气，在此穴吸热后变为天部阳气，肾经阳气在此变得繁荣昌盛。

部位：在小腿内侧，内踝尖上2寸，跟腱的前缘。

主治：（1）按摩这个穴位，具有补肾益气的作用；（2）按摩这个穴位，对泄泻、肠鸣、水肿、腹胀、腿肿、足痿、盗汗、身热无汗、腰脊强痛等症状，具有缓解、改善的作用；（3）坚持按压这个穴位，还能有效改善肾炎、神经衰弱、记忆力减退、手脚冰冷、手脚浮肿等症状；（4）本穴位对男性睾丸炎、女性子宫功能性出血、尿路感染、白带过多等症状，也具有改善作用；（5）配后溪穴、阴郄穴，治疗盗汗不止；配中极穴、阴谷穴，治疗癃闭（排尿困难）。

自我取穴按摩法

① 正坐垂足，将左脚抬起，放在右腿上，跷起。
② 以右手轻握脚，四指放在脚背，大拇指的指腹从下往上推揉穴位，有酸痛感。
③ 左右两只脚上的穴位，每天早、晚各推揉1~3分钟。

取穴 按摩

▶ 精确取穴

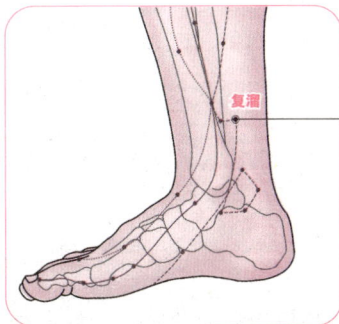

位于小腿内侧，内踝尖上2寸，跟腱的前缘。

功用

清热生气。

配伍治病

盗汗不止：复溜配后溪、阴郄。

癃闭：复溜配中极和阴谷。

▶ 取穴技巧

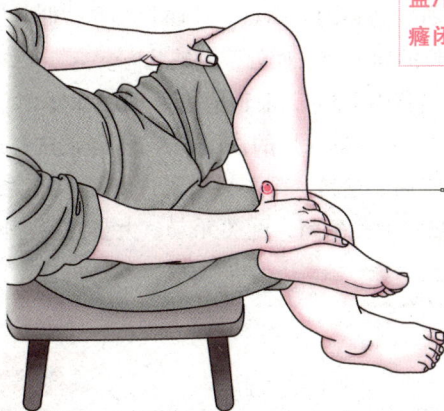

垂足，将左脚抬起，翘放在右侧大腿上，再以右手轻握，四指放在脚背上，大拇指指腹所压之处即是。

▶ 自我按摩

用大拇指指腹由下往上推揉该穴，每日早、晚，左右各推揉1~3分钟。

程度	拇指推揉法	时间(分钟)
轻		1~3

横骨穴 摆脱男人难言的痛苦

主治 遗精 阳痿 遗尿 小便不通等

横骨穴，《中诰孔穴图经》中称"腰俞穴""髓空"。中医古籍有云："按，今《中诰孔穴图经》云，腰俞穴一名髓空，在脊中第二十一椎节下，主汗不出，足清不仁，督脉气所发也。""髓空，即横骨穴，所谓股际骨空，属足少阴肾经。""横骨，一名下极，在大赫下一寸，冲脉、足少阴之会，刺入一寸，灸五壮。"由此可见，我国古代医家们都将此穴视为肾经主穴之一。经常按摩这个穴位，能够治疗遗精、阳痿等疾病。

命名：横，指此处穴位内的物质为横向移动的风气；骨，指穴内物质富含骨所主的水液。"横骨"的意思指肾经的水湿之气在此处横向外传。本处穴位物质是从阴谷穴横行传来的冷湿水气，到达本穴后，因为吸热胀散，并横向传于穴外，外传的风气中富含水湿，所以名"横骨"，也名"下极""屈骨""屈骨端""曲骨端"。"下极"的意思是指此处穴位物质是阴谷穴传来的寒湿水气，因其寒湿滞重，要靠不断吸热才能上行，而本穴是肾经下部经脉气血上行所能达到的最高点。"屈骨"和"曲骨"的意思都是指肾经气血由于此处穴位的向外散失而处于亏缺状态。

部位：在下腹部，当脐中下5寸，前正中线旁开0.5寸处。

主治：（1）此穴位具有清热除燥的作用；（2）经常按摩这个穴位，可以治疗阴部疼痛、少腹胀痛、遗精、阳痿、遗尿、小便不利、疝气等疾病；（3）配中极穴、三阴交穴治疗癃闭，配关元穴、大赫穴治疗阳痿、遗精、崩漏、月经不调等疾病。

自我取穴按摩法

① 把左手手掌放在腹部，掌心朝内，拇指刚好位于肚脐眼上，再以小指为起点，向下一个拇指的位置就是这个穴位。

② 用另一只手的四根手指轻轻按揉这个穴位。

③ 每天早、晚左右手各按揉1次，每次1～3分钟。

取穴　按摩

▶ 精确取穴

位于人体的下腹部，当脐中下5寸，前正中线旁开0.5寸。

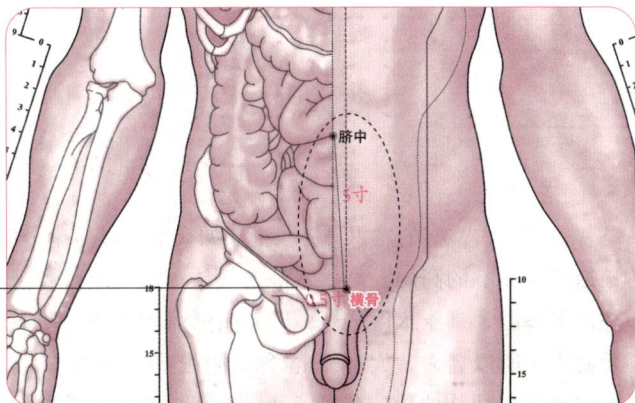

脐中

5寸

横骨

▶ 取穴技巧

站立，将一只手的手掌放于腹部，掌心朝内，拇指刚好位于肚脐眼，再以小指头为起点向下，一个拇指的位置即是。

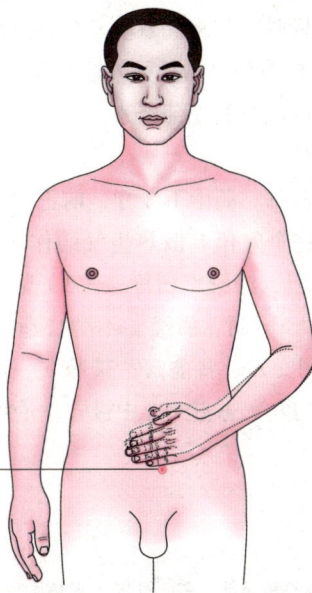

功用

清热降燥。

配伍治病

癃闭：横骨配中极和三阴交。
阳痿：横骨配关元和大赫。

▶ 自我按摩

用一只手的四根手指轻轻按揉该穴，每日早、晚左右手各按揉1~3分钟。

程度	四指按揉法	时间(分钟)
轻		1~3

大赫穴 男性健康的福星

主治 阳痿　早泄　膀胱炎等

在中医临床上，治疗妇科疾病和一些男性疾病时，这是一处关键的穴位。该穴与膀胱俞、太冲等穴位配合，对男性前列腺炎具有神奇的疗效。这个穴位也能调理并改善各种妇科病症。平时多按揉这个穴位，对人体有良好的保健作用。

命名：大，盛的意思；赫，指红如火烧，显得十分耀眼。"大赫"的意思是指体内冲脉的高温、高压水湿之气从本穴而出肾经。本穴物质是体内冲脉外出的高温、高压水湿之气，因其高温而如火烧一般显耀，因其高压之气强劲盛大，所以名为"大赫"，也称"阴维穴""阴关穴"。"阴维"的意思是指本穴物质为冲脉外传的高温、高压水气，以及横骨穴传来的寒湿水气，在冲脉强劲之气的带动下，横骨穴传来的寒湿水气由此输布胸腹各部，有维护胸腹阴液的作用。"阴关"的意思是指冲脉外输的强劲热能只能带动本穴天部的水湿之气上行，而对穴内流行的地部经水无此作用，所以阴性水液只能循肾经下行。

部位：位于人体下腹部，脐中下4寸，前正中线旁开0.5寸。

主治：（1）按摩这个穴位有散热生气的作用；（2）经常按摩这个穴位，能够治疗阳痿、早泄、膀胱疾病等；（3）坚持按摩这个穴位，对子宫脱垂、遗精、带下、月经不调、痛经、不孕、泄泻、痢疾等，都具有良好的治疗效果；（4）配阴交穴、肾俞穴、带脉穴、大敦穴、中极穴，治疗阳痿、遗精、带下，配命门穴、志室穴、中极穴，治疗男科疾病、不育症等。

自我取穴按摩法

① 仰卧，将一只手的手掌放在腹部，掌心朝内，拇指刚好位于肚脐眼，无名指所在位置就是这个穴位。

② 用双手的四根手指轮流压揉这个穴位，每天早、晚各1次，每次压揉3~5分钟。

取穴 按摩

▶ 精确取穴

从肚脐到耻骨上方画一条线，将此线5等分，从肚脐往下4/5点的左右各一指宽处，即为此穴。

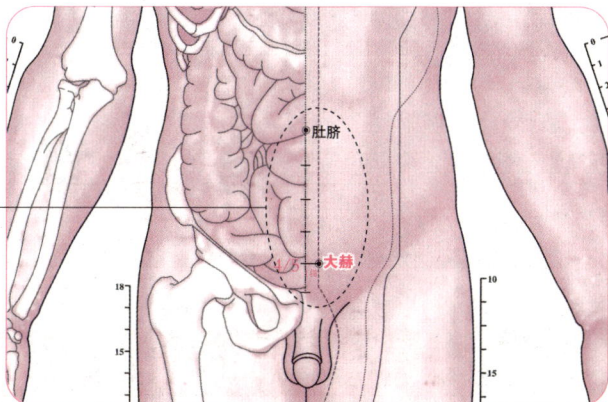

肚脐

大赫

▶ 取穴技巧

功用

散热生气。

配伍治病

阳痿、遗精、带下：大赫配阴交、肾俞、带脉、大敦和中极。

男科病、不育症：大赫配命门、志室、中极。

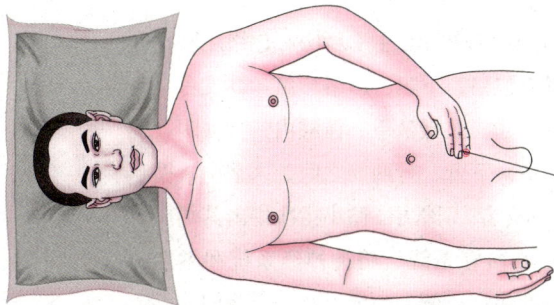

平躺，将一只手的手掌放于腹部，掌心朝内，肚脐下5根手指，再旁开半个手指处即是。

▶ 自我按摩

用双手的四根手指头轮流轻轻压揉该穴，每日早、晚各压揉3~5分钟。

程度	四指压揉法	时间(分钟)
轻		3~5

第**9**章

手厥阴心包经经穴

手厥阴心包经是心脏的保护神，能够代替心脏受过，替心脏承受侵袭。它起始于胸腔，出属于心包络，通过膈肌，经胸部、上腹和下腹，散络上、中、下三焦。

《灵枢·经脉》中有述：心主手厥阴心包络之脉，起于胸中，出属心包络，下膈，历络三焦。其支者，循胸出胁，下腋三寸，上抵腋下，循臑内，行太阴、少阴之间，入肘中，下臂，行两筋之间，入掌中，循中指，出其端。其支者，别掌中，循小指次指出其端。

此经穴主治心血管系统、精神神经系统和本经经脉所经过部位的病症，例如心痛、心悸、胸闷、心烦、癫狂、掌心发热及肘臂挛急等。

天池

曲泽

内关
大陵
劳宫

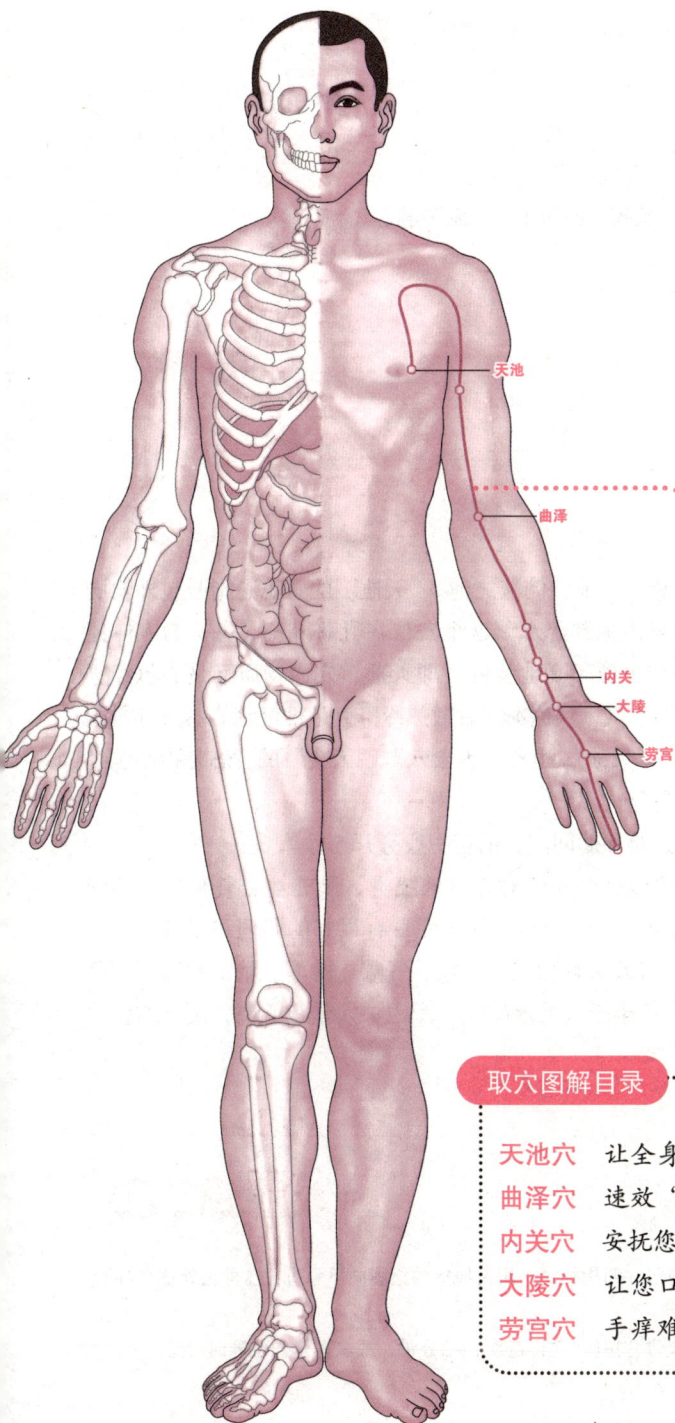

取穴图解目录

天池穴 让全身重新焕发活力

主治　胸膈烦满　头痛　四肢不举　腋下肿等

如果你发现自己很容易疲乏、倦怠，应提防心脏方面的疾病。当心脏泵血能力下降，流向肌肉的血液不足以满足身体需要，此时就会感到疲乏倦怠。这些症状往往难以捉摸，很难引起患者的重视。有的人经常感到身体不舒服，四肢无力、头痛、吸气时好像胸中有杂音，还有的人腋窝下出现肿块。遇到这些情况，不妨按压天池穴，情况或许能够得到好转。天池穴是心包经上的重要穴位，《铜人腧穴针灸图经》云，此处穴位能够治疗"胸膈烦满，头痛，四肢不举，腋下肿，上气，胸中有声，喉中鸣"等疾患。

命名：天，天部的意思；池，储液之池。"天池"的意思是指心包外输的高温水气在此处穴位冷凝为地部经水。这个穴位在乳头外侧，乳头为人体体表的高地势处，这个穴位也位于高地势处，即天部。穴内物质又是心包经募穴——膻中穴传来的高温水气，到达本穴后散热冷降为地部经水。本穴气血既处高位又为经水，所以名"天池"，也称"天会穴"。"天会"的意思是指心包经外输的高温水气在此处会合。

部位：在人体胸部，第4肋间隙，前正中线旁开5寸。

主治：（1）坚持按压这个穴位对心脏外膜炎、脑充血、乳腺炎、肋间神经痛、目视不明、咳嗽、热病汗不出等病症，有很好的调理和保健作用；（2）按摩该穴位，还能有效缓解胸闷、心烦、气喘、胸痛、腋下肿痛、疟疾等症状；（3）配列缺穴、丰隆穴治疗咳嗽，配内关穴治疗心痛，配支沟穴治疗胁肋痛。

自我取穴按摩法

① 正坐或仰卧。
② 举起双手，掌心朝向自己，四指相对，用大拇指的指腹向下垂直按压乳头外侧1寸的穴位处，有酸痛感。
③ 每天早、晚左右两侧穴位各按压1次，每次1~3分钟，或者两侧穴位同时按压。

取穴　按摩

▶ 精确取穴

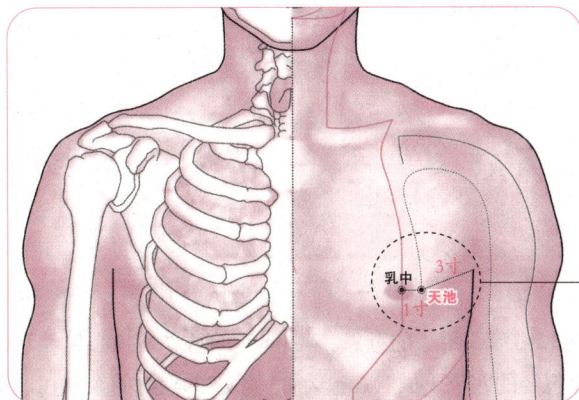

在腋下3寸，乳中穴外侧1寸处。

乳中　3寸
1寸　天池

▶ 取穴技巧

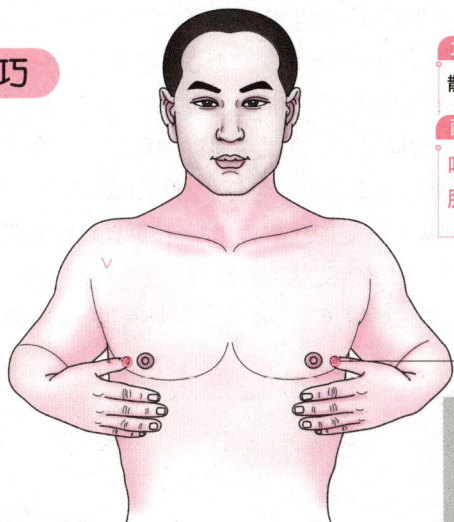

功用
散热降浊。

配伍治病
咳嗽：天池配列缺和丰隆。
胁肋痛：天池配支沟。

正坐，举双手，四指并拢，拇指张开如图。小指放在12肋下缘，拇指所处位置即是。乳头旁半个拇指宽处也可定为此穴。

▶ 自我按摩

用大拇指指腹向下垂直按压乳头外1寸穴位处，有酸痛的感觉。每天早、晚左右各（或双侧同时）按压1次，每次1~3分钟。

程度	拇指按压法	时间(分钟)
重		1~3

曲泽穴 速效"定心丸"

主治 心痛　善惊　心神昏乱　心悸等

《针灸甲乙经》云："心痛卒咳逆，曲泽主之，出血则已。"《备急千金要方》云："曲泽、大陵，主心下澹澹，喜惊。"《铜人腧穴针灸图经》云："治心痛，善惊，身热，烦渴口干，逆气呕血，风疹，臂肘手腕善动摇。"这些说的都是曲泽穴的功用。这个穴位也具有护肝的作用，对痉挛性肌肉收缩、手足抽搐、心胸烦热、头昏脑涨等症状也非常有效。此外，取曲泽穴刺络放血则具有开窍祛邪、活血化瘀、疏经通络的作用。

命名：曲，隐秘的意思；泽，沼泽的意思。"曲泽"的意思是指心包经气血在此汇合。这个穴位是心包经的穴位，虽然心包经上、下二部经脉的经气在这里汇合并散热冷降，表现出水的润下特征，但是从天泉穴下传本穴位的经水仍然大量气化，这个穴位就像热带沼泽一样生发气血，所以名"曲泽"。本穴物质一为天泉穴下传的地部经水和天部的冷湿水气，二为心包经肘以下各穴上行而至的水湿之气，上、下二部经脉的气血在本穴为汇合之状，故为心包经之合穴。

部位：在肘前区，肘横纹上，肱二头肌腱的尺侧缘凹陷中。

主治：（1）按摩此穴位对心痛、善惊、身热、烦渴口干、风疹、肘臂手腕处不自主地抖动，都具有一定的疗效；（2）按摩此穴位可以清烦热，对心神昏乱、心悸、心肌炎、中暑等症状均有疗效；（3）坚持按摩此穴，能够治疗胃痛、呕吐、泄泻（急性肠胃炎）等疾病，并具有很好的调理和保健作用。

自我取穴按摩法

① 正坐，左手掌心向上，左肘微曲约45度。
② 用右手轻轻握住左手肘尖，四指在外，大拇指弯曲，用指尖垂直按压穴位，有酸、胀、痛感。
③ 每天早、晚左右穴位各按压1次，每次按压1～3分钟。

取穴 按摩

▶ 精确取穴

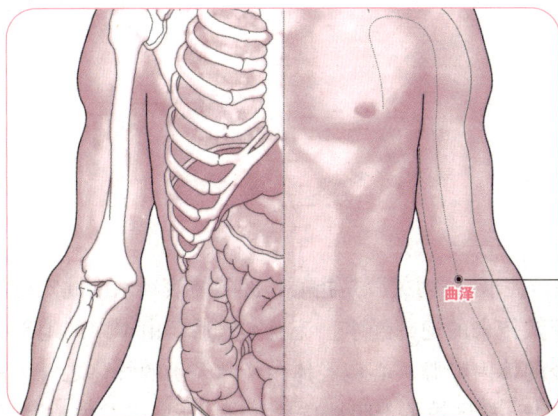

位于肘横纹中，当肱二头肌腱的尺侧缘的凹陷中。

曲泽

▶ 取穴技巧

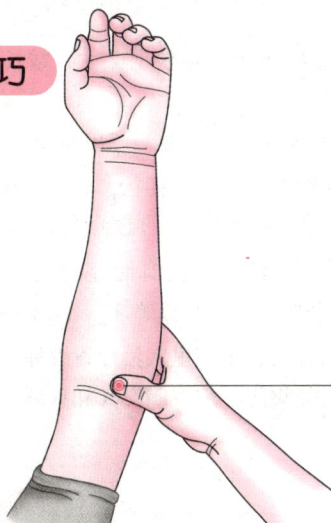

功用

散热降浊。

配伍治病

呕血： 曲泽配神门和鱼际。

心胸痛： 曲泽配内关和大陵。

正坐伸肘，左手掌心向上，左肘微曲约45度，以右手轻握肘尖，四指在外，弯曲大拇指，拇指指尖按压的穴位即是。

▶ 自我按摩

用大拇指指尖垂直按压穴位，有酸、胀、痛的感觉。每天早、晚，左右穴各按压1次，每次1~3分钟。

程度	拇指按压法	时间(分钟)
重		1~3

内关穴 安抚您的胃，体贴您的心

主治 心脏衰弱　胃痛　膈肌痉挛等

内关穴是心包经上的重要穴位之一。这个穴位，对由于饮食不洁、饮酒过度、呕吐不止或欲吐不能等原因引起的身体不适，具有良好的疗效。所以，在中医古籍中有"吐，可不吐；不吐，可吐……内关主之"的记载。经常按摩内关穴，还可以防治心脑血管和消化系统方面的疾患。

命名：内，内部；关，关卡。"内关"是指心包经的体表经水由此穴位注入体内。本穴物质是间使穴传来的地部经水，流至本穴后，由本穴的地部孔隙从地之表部注入心包经的体内经脉，心包经体内经脉经水的气化之气无法从本穴的地部孔隙外出体表，如同被关卡阻挡住了一样，所以名"内关"，也称"阴维穴"。

部位：在人体的前臂前区，腕掌侧远端横纹上2寸，掌长肌腱与桡侧腕屈肌腱之间。

主治：（1）这个穴位对因怀孕呕吐、晕车、手臂疼痛、头痛、眼睛充血、恶心想吐、胸肋痛、上腹痛、腹泻、痛经等症状，具有明显的缓解作用；（2）坚持按压这个穴位，对心绞痛、精神异常、风湿疼痛、胃痛、脑卒中、哮喘、偏瘫、偏头痛、产后血晕、忧郁症，具有明显的改善和调理作用；（3）长期按压这个穴位，还能够治疗失眠、心悸等症；（4）配公孙穴治疗腹痛，配膈俞穴治疗胸满支饮，配膈脘穴、足三里穴治疗胃脘痛、呕吐、呃逆，配外关穴治疗上肢不遂，配建里穴除胸闷，配三阴交穴和素髎穴治疗痛经，配外关穴治疗落枕。

自我取穴按摩法

① 正坐，手平伸，掌心向上。
② 轻轻握拳，手腕处隐约可见两条筋。
③ 另一只手轻轻握住手腕，拇指弯曲，用指尖或指甲尖垂直掐按穴位，有酸、胀和微痛感。
④ 先左后右，每天早、晚两侧穴位各掐按1~3分钟。

取穴 按摩

▶ 精确取穴

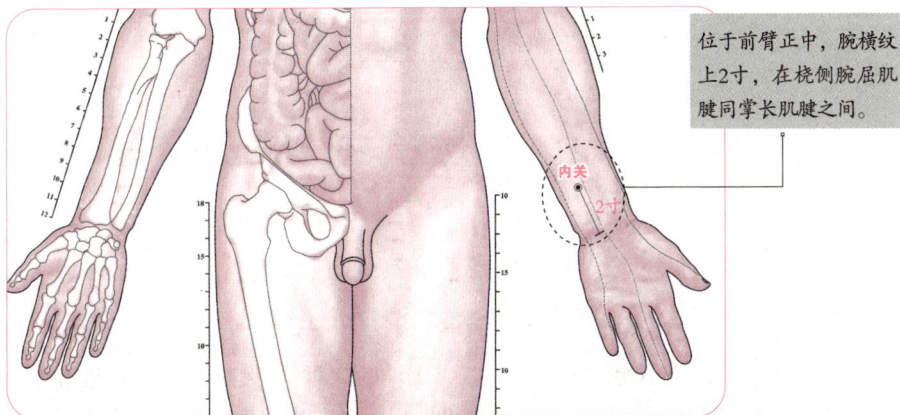

位于前臂正中，腕横纹上2寸，在桡侧腕屈肌腱同掌长肌腱之间。

内关
2寸

▶ 取穴技巧

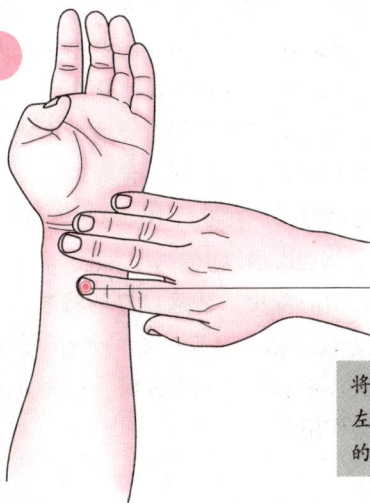

功用
疏导水湿。

配伍治病
痛经：内关配三阴交和素髎。
落枕：内关配外关。

将右手三个手指并拢，无名指放在左手腕横纹上，这时右手示指所处的两肌腱之间，就是内关穴。

▶ 自我按摩

用拇指指尖垂直掐按穴位，有酸、胀、微痛的感觉。每天早、晚，左右穴各掐按1~3分钟，先左后右。

程度	掐按法	时间(分钟)
轻		1~3

大陵穴 让您口气清新每一天

主治 失眠症　心胸痛　心悸　精神病　口臭等

《针灸甲乙经》云："热病烦心而汗不止，肘挛腋肿，嘻笑不止，心中痛，目赤黄，小便如血，欲呕，胸中热，苦不乐，太息，喉痹嗌干，喘逆，身热如火，头痛如破，短气胸痛，大陵主之。"《铜人腧穴针灸图经》云："治热病汗不出，臂挛腋肿，嘻笑不休，心悬善饥，喜悲泣，惊恐。"《玉龙歌诀》云："心胸有病大陵泻，气攻胸腹一般针。"从这些记述中，我们可以知道，这个穴位的重要作用。这个穴位还可治疗口臭，每天坚持按压大陵穴，口臭的症状就能得到改善。

命名：大，与小相对；陵，丘陵、土堆的意思。"大陵"的意思是指随心包经经水冲刷下行的脾土物质在这里堆积。本穴物质为内关穴下传的经水与脾土的混合物，到达本穴后，脾土物质堆积如山，如同丘陵一样，所以名"大陵"，也名"心主穴""鬼心穴"。"心主"的意思是穴内气血以气为主。"鬼心"的意思是指脾土中的水湿在这个穴位气化为天部之气。本穴向外输出的是脾土中的气化之气，为心包经经气的重要输出之地，所以是心包经输穴。此外，本穴脾土中生发的干热之气性同心包经气血，为心包经气血的重要输出之源，所以也是心包经原穴。在五行中，这个穴位属土。

部位：在腕前区，腕掌侧远端横纹中，掌长肌腱与桡侧腕屈肌腱之间。

主治：（1）本穴具有清心降火、清除口臭的特效；（2）经常按摩此穴，能治疗失眠、胸痛、心悸、精神病等；（3）坚持按压这个穴位，对呕吐、胃痛、胃炎、扁桃腺炎、头痛、肋间神经痛、腕关节及周围软组织疾患等，具有很好的调理和保健作用。

自我取穴按摩法

① 正坐，左手平伸，手掌心向上，轻轻握拳。
② 用右手握住左手手腕处，四指在外，大拇指弯曲，用指尖或者指甲尖垂直掐按穴位，有刺痛感。
③ 先左后右，每天早、晚两侧穴位各掐按1次，每次掐按1～3分钟。

取穴 按摩

▶ 精确取穴

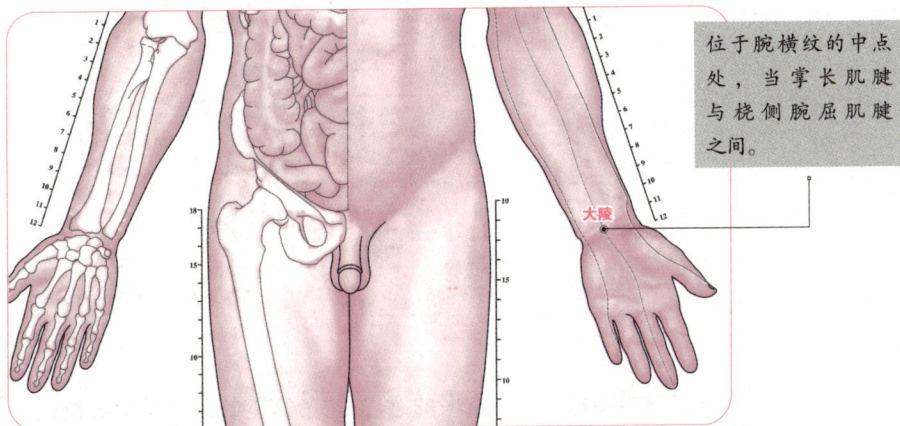

位于腕横纹的中点处，当掌长肌腱与桡侧腕屈肌腱之间。

大陵

▶ 取穴技巧

功用

燥湿生气。

配伍治病

心绞痛、失眠：大陵配劳宫。
腹痛、便秘：大陵配外关和支沟。

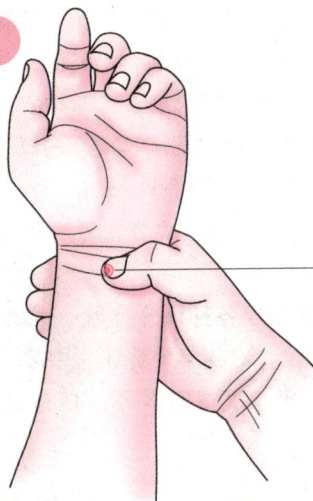

正坐，左手伸平，掌心向上，轻握拳，用右手握在左手手腕处，四指在外，弯曲大拇指，指尖所处位置即是此穴。

▶ 自我按摩

用拇指指尖（或指甲尖）垂直掐按穴位，有刺痛的感觉。每天早、晚，左右穴各掐按1次，每次1~3分钟，先左后右。

程度	掐按法	时间(分钟)
轻		1~3

劳宫穴 手痒难忍，重掐劳宫

主治 手掌痒 脑卒中昏迷 中暑 心绞痛等

《针灸甲乙经》云："风热善怒，心中喜悲，思慕嘘唏，善笑不休，劳宫主之……衄不止，呕吐血，气逆，噫不止，嗌中痛，食不下，善渴，舌中烂，掌中热，欲呕，劳宫主之……口中肿，腥臭，劳宫主之。"《太平圣惠方》云："小儿口有疮蚀龈烂，臭秽气冲人，灸劳宫二穴，各一壮。"《医宗金鉴》云："主治痰火胸痛，小儿疮及鹅掌风等症。"这些书中记述的都是劳宫穴的作用。患鹅掌风的人，手掌和手背往往奇痒无比，而且越抓越痒，只要用力按压劳宫穴，就能快速止痒。此外，经常点压劳宫穴还能控制人体血压，使血压逐渐恢复正常。

命名：劳，劳作的意思；宫，宫殿的意思。"劳宫"的意思是指心包经的高热之气在此处穴位带动脾土中的水湿气化为气。本穴物质为中冲穴传来的高温干燥之气，行至本穴后，高温之气传热于脾土，使脾土中的水湿随之气化，穴内的地部脾土未受其气血之生，反而付出其湿，如人的劳作付出一样，所以取名"劳宫"，也称"五里穴""鬼路穴""掌中穴"。"五里"的意思是指穴内气血的覆盖范围如同五里一样广阔；"鬼路"的意思是指穴内气血来自于地部；"掌中"的意思一是指本穴位于手掌，二是指穴内气血来自掌中。

部位：在人体的手掌心，横平第3掌指关节近端，第2、3掌骨之间偏于第3掌骨。

主治：（1）这个穴位能够治疗各种瘙痒症状，尤其是手掌痒，比如鹅掌风；（2）坚持按压这个穴位，对脑卒中昏迷、中暑、心绞痛、呕吐、口疮、口臭、癔症、手掌多汗症、手指麻木等，具有很好的调理和保健效果。

自我取穴按摩法

① 正坐，左手平伸，微曲约45度，手掌心向上。

② 轻轻握掌，中指指尖所指掌心部位即是该穴。

③ 用右手轻握左手，四指放在手背，大拇指弯曲，用指甲尖垂直掐按穴位，有刺痛感。

④ 先左后右，每天早、晚两手穴位各掐按1次，每次1~3分钟。

取穴 按摩

▶ 精确取穴

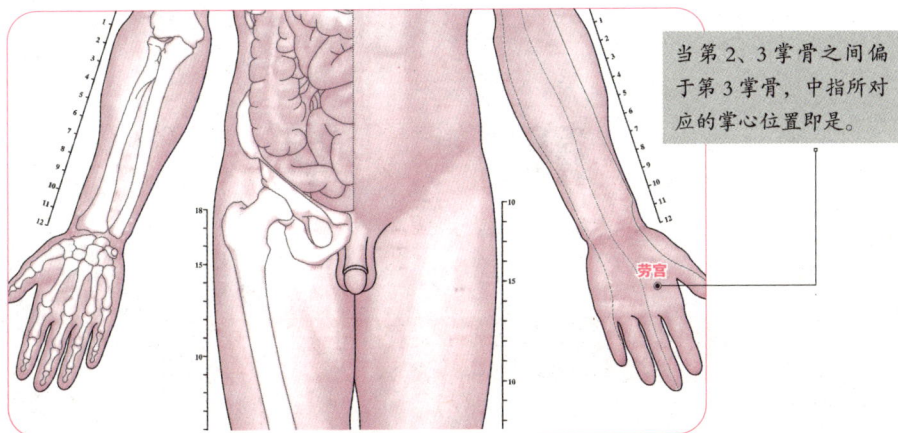

当第2、3掌骨之间偏于第3掌骨，中指所对应的掌心位置即是。

劳宫

▶ 取穴技巧

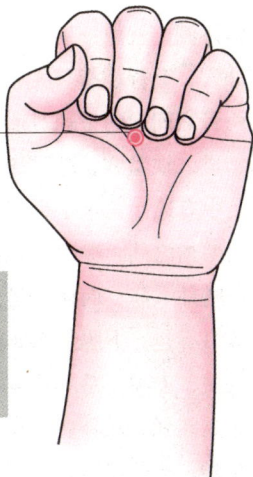

手平伸，微曲约45度，掌心向上，轻握掌，曲向掌心，中指所对应的掌心位置即是劳宫穴。

功用

镇静安神、清热解毒。

配伍治病

中暑昏迷：劳宫配水沟、十宣、曲泽和委中。

口疮、口臭：劳宫配金津、玉液和内庭。

▶ 自我按摩

正坐，左手平伸，掌心向上。右手轻握左手，四指置于手背，弯曲大拇指，用指甲尖垂直掐按穴位。每天早、晚左右穴各掐按1次，每次1~3分钟，先左后右。

程度	掐按法	时间(分钟)
轻		1~3

第 ⑩ 章

手少阳三焦经经穴

手少阳三焦经又称为"耳脉"，是耳朵的忠实守护者。它分布于人体体侧，就像一扇门的门轴，起始于无名指末端的关冲穴，上行小指与无名指之间，沿手背出于前臂外侧两骨之间，向上通过肘尖，沿上臂外侧向上通过肩部，进入缺盆穴，分布于膻中。

《灵枢·经脉》中有述：三焦手少阳之脉，起于小指次指之端，上出两指之间，循手表腕，出臂外两骨之间，上贯肘，循臑外上肩，而交出足少阳之后，入缺盆，布膻中，散络心包，下膈，遍属三焦。其支者，从膻中，上出缺盆，上项，系耳后，直上出耳上角，以屈下颊至䪼。其支者，从耳后入耳中，出走耳前，过客主人前，交颊，至目锐眦。

本经穴位主治"气"方面所发生的病症，如自汗出，目赤肿痛，颊肿，耳后、肩部、上臂、肘外侧疼痛，小便不利，腹胀等。

肩髎

消泺

天井

支沟

中渚

关冲

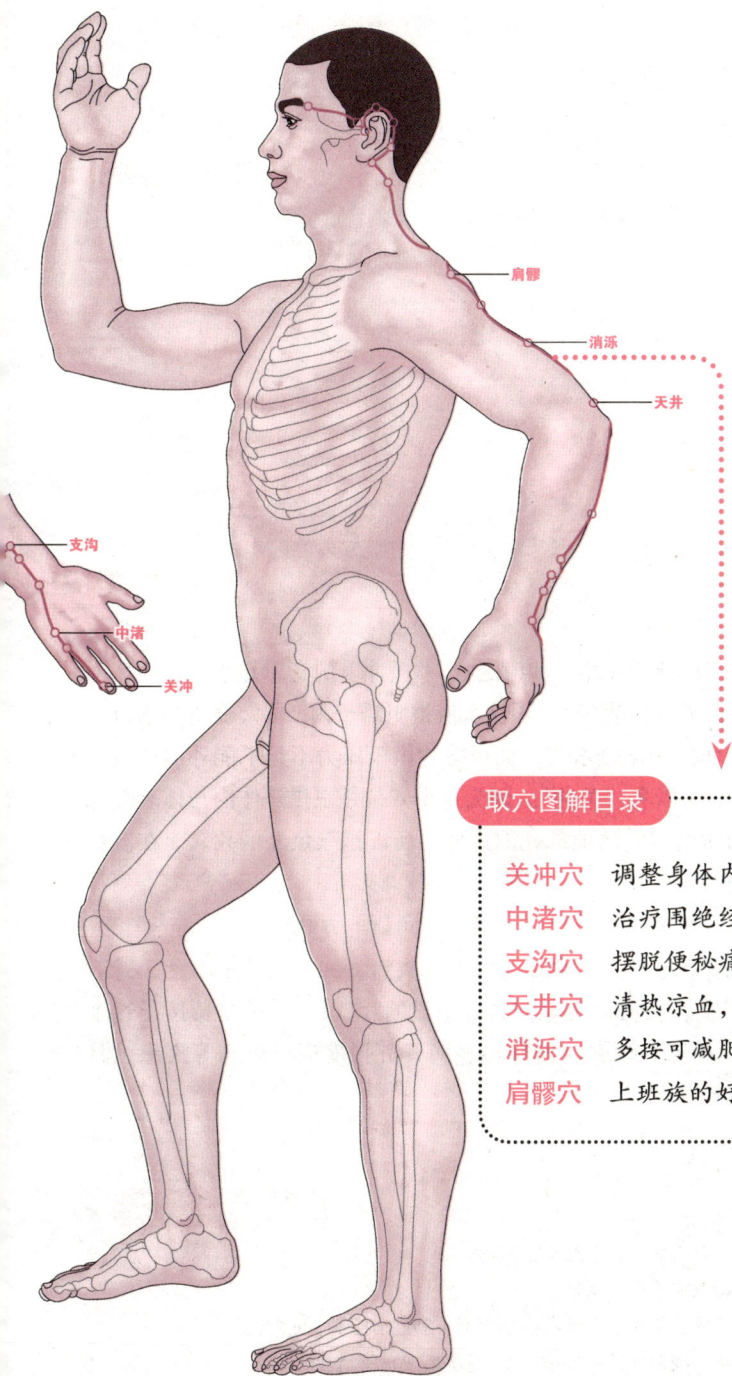

关冲穴 调整身体内分泌

主治 喉炎　口干　头痛　耳聋等

《针灸大辞典》云："手少阳经承接手厥阴之经气，失会于无名指外侧端，即本穴所居处，故本穴可谓手少阳经之关界要冲，故名。"这段话表明了关冲穴的重要作用。关冲穴不仅能治疗各种头面部疾病，而且对中年女性的围绝经期症状具有调节作用。女性从40岁左右开始，就会逐渐出现生理性退化，体内雌激素分泌逐渐减少，全身受雌激素控制的皮肤、黏膜、血管、骨质、肌肉、内脏、神经等组织和器官也开始衰退，并出现多种围绝经期症状，如心慌气短、胸闷不适、心律不齐、血压波动、情绪波动、烦躁不安、消沉抑郁、焦虑、恐惧、失眠、多疑、注意力不集中、性欲减退等。此时，只要每天坚持按摩关冲穴，就能够使围绝经期症状得到缓解。

命名：关，关卡的意思；冲，冲射之状。"关冲"的意思是指三焦经体内经脉的温热水气由此外冲体表经脉，阴性水液被阻滞于内。本穴物质为来自三焦经体内经脉外冲而出的温热水气，而液态物由于压力不足不能外出体表，如被关卡阻滞一般，所以名"关冲"。因为这个穴位是三焦经体内与体表经脉的交接处，气血物质由本穴的地部孔隙连通，所以是三焦经的井穴。在五行中，这个穴位属金。

部位：在手指，第4指末节尺侧，指甲根角侧上方0.1寸。

主治：（1）按摩此穴，对喉炎、口干、头痛、胸中气噎不嗜食、臂肘痛不能举、目生翳膜、视物不明等，具有明显的疗效；（2）坚持按压这个穴位，对结膜炎、耳聋、颊肿、前臂神经痛、五指疼痛、热病等疾患，具有很好的调理和保健作用。

自我取穴按摩法

① 正坐，左臂曲肘，掌心朝下，放在自己胸前。
② 用右手的四指轻抬取左手的四指端。
③ 大拇指弯曲，用指甲尖掐按左手无名指指甲旁（靠近小指侧）的穴位。
④ 先左后右，每天早、晚两穴位各掐按1次，每次掐按1~3分钟。

取穴 按摩

▶ 精确取穴

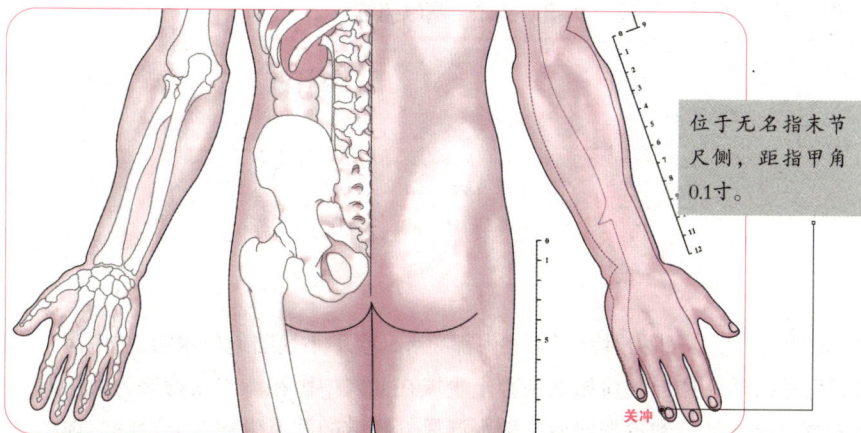

位于无名指末节尺侧，距指甲角0.1寸。

关冲

▶ 取穴技巧

功用

苏厥开窍、清心泄热。

配伍治病

脑卒中昏迷、舌强不语：关冲配水沟、太冲、劳宫和曲泽。

小儿惊风：关冲配大椎、合谷和外关。

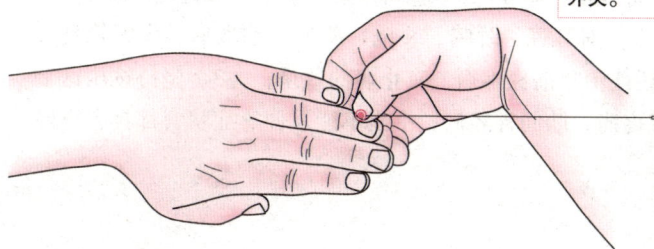

正坐，左臂曲肘，掌心朝下，放在自己的胸前，用右手的四指轻抬左手的四指端，弯曲大拇指，指甲尖掐住左手无名指指甲旁（靠近小指侧）的穴位即是。

▶ 自我按摩

弯曲大拇指，以指尖尖掐按无名指指甲旁穴位。每天早、晚各掐按1次，每次左右穴各掐按1~3分钟，先左后右。

程度	掐按法	时间(分钟)
轻		1~3

中渚穴 治疗围绝经女性的疾病

主治 耳聋　耳鸣　头痛　头晕　咽喉痛等

《医宗金鉴》云："关冲穴在手四指外侧端，去爪甲角如韭叶许，是其穴也。从关冲上行手小指次指歧骨间陷中，握拳取之，液门穴也。从液门上行一寸陷中，中渚穴也。"这段描述形象地指明了中渚穴的位置。多数中年女性都会遭遇围绝经期综合征的困扰，如头晕、目眩、焦虑、耳鸣、失眠等。按压中渚穴可有效调理围绝经期综合征，保证中年女性的身心健康，提高生活品质。

命名：中，与外相对，指本穴内部；渚，水中小块陆地或水边。"中渚"的意思是指随三焦经气血扬散的脾土尘埃在此穴中囤积。本穴物质为液门穴传来的水湿之气，到达本穴后，随水湿风气扬散的脾土尘埃在此冷降归地，并形成了经脉水道穴旁边的小块陆地，因此名"中渚"。因为三焦经气血温度不高，所行之地无外界提供的充足热能使其水液气化上升，气血物质在此穴位的变化主要是散热冷降，只有少部分水气吸热上行才保证了三焦经经脉的气血畅通，此穴位就如三焦经经脉气血的输出之地，所以是三焦经输穴，在五行中属木。

部位：在人体手背部位，第4、5掌骨间，第4掌指关节近端凹陷中。

主治：（1）此穴位对耳聋、耳鸣、头痛、头晕、咽喉痛、失眠等具有疗效；（2）此穴位还能治疗前额疼痛，有止痛的效果；（3）坚持按压这个穴位，对落枕、肩背疼痛、肋间神经痛、手指不能屈伸等症状，都具有很好的调理和保健作用。

自我取穴按摩法

① 正坐，左手平伸，左肘弯曲，放在自己胸前，掌心向内，手背向外。
② 右手手指找到左手手指第4、5掌骨间的凹陷处（手背侧），用中指指腹垂直按揉穴位，有酸胀和痛感。
③ 先左后右，每天早、晚各按揉1次，每次按揉1~3分钟。

取穴 按摩

▶ 精确取穴

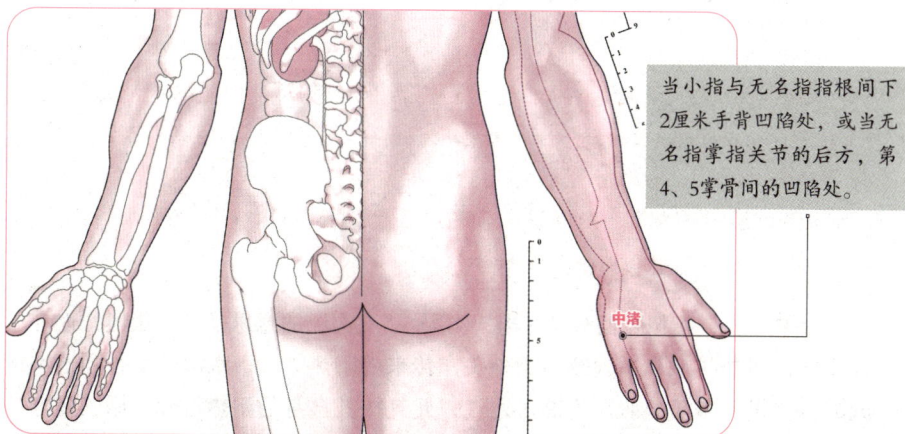

当小指与无名指指根间下2厘米手背凹陷处，或当无名指掌指关节的后方，第4、5掌骨间的凹陷处。

中渚

▶ 取穴技巧

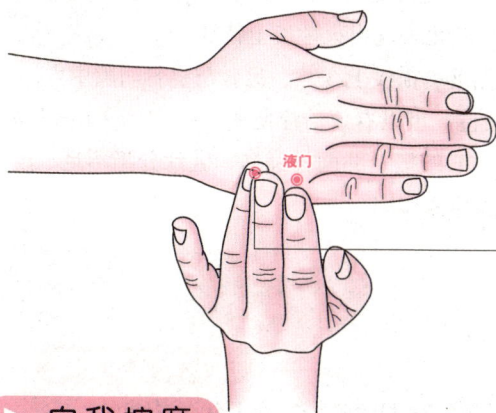

液门

功用
苏厥开窍、清心泄热。

配伍治病
喉痛：中渚配鱼际。

正坐，左手平伸，左肘曲向自己胸前，掌心向内，手背向外。将右手的示指尖置于液门穴处，那么无名指尖所在的位置即是中渚穴。

▶ 自我按摩

一只手轻握拳，另一只手大拇指置掌心，另四指置手背，弯曲中指，用中指指腹垂直按揉穴位，有酸胀、痛的感觉。每天早、晚各按揉1次，每次左右穴各按揉1~3分钟，先左后右。

程度	中指按揉法	时间(分钟)
重		1~3

支沟穴 摆脱便秘痛苦的秘密武器

主治　便秘　耳鸣　耳聋　肩臂痛等

便秘困扰着很多人，其实大多数人患便秘是因为生活习惯不好，有的人爱吃大鱼大肉，又缺乏锻炼，于是体态臃肿，并导致大便秘结。老年人若患便秘，用力排便时还容易诱发心肌梗死和脑卒中；怀孕的女性大多肠道干燥，排便不畅，如果吃药缓解有伤害胎儿的风险。要想解除便秘的烦恼，除须养成良好的生活习惯、注意调整饮食外，还可通过经常按摩支沟穴和大肠俞穴来帮助刺激胃肠蠕动，缓解或消除便秘。

命名：支，指树枝的分叉；沟，沟渠。"支沟"的意思是指三焦经气血在这个穴位吸热扩散。本穴物质为外关穴传来的阳热之气，水湿较少，到达本穴后，又进一步吸热胀散为高压之气，此气按其自身的阳热特性，循三焦经经脉渠道向上、向外而行，扩散之气像树的分叉一样，所以名"支沟"，也名"飞虎穴""飞处穴"。"飞虎""飞处"是指穴内气血的运行为风行之状，且穴内阳气到达应去之处。在五行中，此穴属火。因为本穴物质为吸热后上行天部的阳热之气，其运行时的上行变化表现出火性炎上特征。

部位：位于前臂后区，腕背侧远端横纹上3寸，尺骨与桡骨间隙中点。

主治：（1）经常按摩这个穴位，可以有效治疗便秘；（2）坚持按压这个穴位，对耳鸣、耳聋、肩臂痛、心绞痛、肋间神经痛、乳汁分泌不足、产后血晕等病症，具有很好的调理和保健作用。

自我取穴按摩法

① 正坐，左手平伸，向上曲左肘，肘臂约弯曲呈90度，掌心向着自己，指尖向上。

② 用右手轻轻搭在左手手腕下，大拇指在手的内侧，其余四指在手的外侧，四指弯曲，中指的指尖垂直按揉穴位，有酸和痛的感觉。

③ 先左后右，每天早、晚两侧穴位各按揉1次，每次按揉1~3分钟。

取穴 按摩

▶ 精确取穴

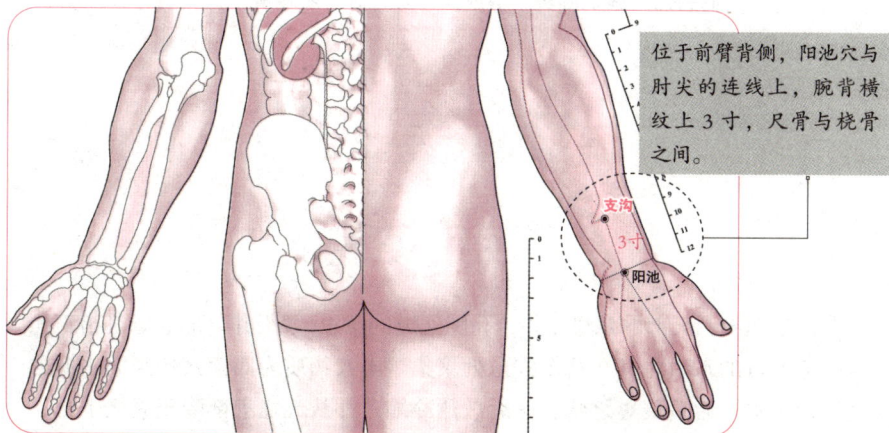

位于前臂背侧，阳池穴与肘尖的连线上，腕背横纹上 3 寸，尺骨与桡骨之间。

支沟
3寸
阳池

▶ 取穴技巧

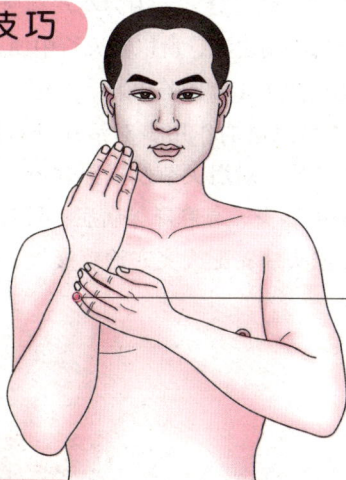

功用

传递气血、生发风气。

配伍治病

胸胁疼痛：支沟配阳陵泉和外关。
便秘：支沟配足三里和天枢。

正坐，手平伸，曲肘，掌心向自己，肘臂弯曲约呈90度。用另一只手轻握手腕下，大拇指在内侧，四指弯曲置于外侧，示指指尖在阳池穴上，那么小指指尖所在位置即是支沟穴。

▶ 自我按摩

用一只手轻搭另一只手的手腕，大拇指在内侧，四指在手外侧，中指指尖垂直下压按揉穴位，会有酸、痛的感觉。每天早、晚各按揉1次，每次左右穴各按揉1~3分钟，先左后右。

程度	中指按揉法	时间(分钟)
重		1~3

天井穴 清热凉血，调理麦粒肿

主治 偏头痛 扁桃腺炎 荨麻疹 麦粒肿 癫痫等

《医宗金鉴》云："从四渎斜外上行，肘外大骨尖后，肘上一寸，两筋叉骨罅中，曲肘拱胸取之，天井穴也。"在我国民间传说中，认为偷窥别人上厕所，眼睛会长针眼，所谓"针眼"，即现代医学所说的"麦粒肿"。当然，麦粒肿并不是因为窥视别人上厕所引起的。因天井穴能够清热凉血，所以是最有效的治疗麦粒肿的穴位。如果眼睛患有麦粒肿，可以按压天井穴消肿止痛。

命名：天，天部的意思；井，孔隙通道的意思。"天井"的意思是指三焦经吸热上行的水浊之气在这个穴位处聚集。本穴物质为四渎穴传来的水湿之气，到达本穴后呈聚集之状，然后散热冷缩，并从天之上部降至天之下部，气血的运行变化就如同从天井的上部落到底部一样，所以名"天井"。本穴为三焦经天部之气的会合之处，所以是三焦经合穴。因为本穴物质为天部的水湿之气，在本穴为聚集之状，有土的不动之义，所以在五行中属土。

部位：位于人体的肘后区，当肘尖上1寸凹陷中。

主治：（1）这个穴位具有清热凉血的作用，对治疗麦粒肿、淋巴结核具有特效；（2）坚持按摩这个穴位，对肘关节及周围软组织疾患、偏头痛、颈痛、项痛、肩痛、背痛、扁桃腺炎、荨麻疹等病症，具有很好的调理和保健作用；（3）配率谷穴治疗偏头痛，配天突穴治疗瘿气，配巨阙穴、心俞穴治疗精神恍惚症状。

自我取穴按摩法

① 正坐，右手平伸，曲肘，前臂垂直于地面，与肘部约呈90度，指尖向上，举臂。
② 用左手轻握右肘下方，四指在下，大拇指在上，中指或示指弯曲，用指尖垂直向上按摩肘尖下凹陷的穴位处，有酸、胀、麻的感觉。
③ 两侧穴位，每天早、晚各按压1次，每次按压1~3分钟。

取穴　按摩

▶ 精确取穴

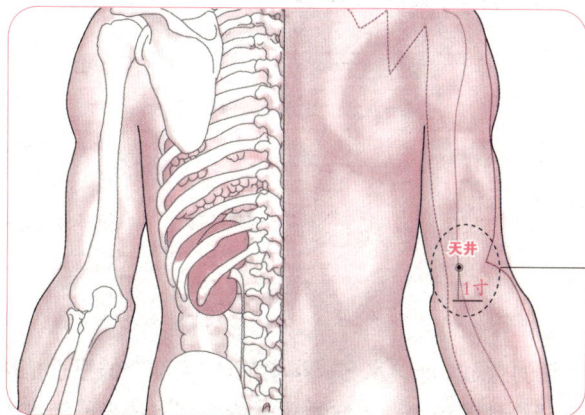

位于肘后区，当肘尖直上1寸凹陷中。

▶ 取穴技巧

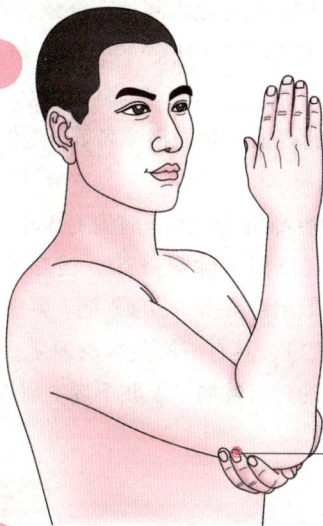

功用
行气散结，安神通络。

配伍治病
偏头痛： 天井配率谷穴。

精神恍惚： 天井配巨阙和心俞。

正坐，右手平伸，曲肘。用左手轻握肘下，四指在下，大拇指在上，用中指（或示指）指尖垂直向上按压肘尖下的凹陷处即是。

▶ 自我按摩

用一手轻握另一肘下，弯曲中指（或示指）以指尖垂直向上按摩肘尖下穴位，有酸、胀、麻的感觉。每天早、晚各按压1次，每次左右穴各按压1~3分钟。

程度	中指折叠按压法	时间(分钟)
重		1~3

消泺穴 多按可减肥

主治 头痛 颈项强痛 臂痛 齿痛 癫疾等

据《针灸甲乙经》《铜人明堂之图》等医典记载，"清冷渊穴在肘上二寸，伸肘举臂取之；消泺穴在肩下臂外，开腋斜肘分下取之。"《痧疹辑要·引种》云："此即泰西牛痘法也，由清冷渊、消泺等穴引出命门伏毒……其清冷渊、消泺二穴，在肘上外，正三焦经脉处也。"消泺穴是三焦经上的一处重要穴位，经常按摩这个穴位，既可以治疗气郁胸闷，还具有减肥的效果。爱美的女性，不妨试着每天按摩一下这个穴位，看看能否收到理想的减肥效果。

命名：消，溶解、消耗的意思；泺，水名，指湖泊。"消泺"的意思是指三焦经经气在此处穴位冷降为地部经水。本穴物质为清冷渊穴传来的滞重水湿之气，到达本穴后，水湿之气消解并化雨降地，降地之雨在地之表部形成湖泊，所以名"消泺"，也名"臑窌穴""臑交穴"。臑，指动物的前肢，前为阳，后为阴，此指穴内气血为天部之气；窌，地窖的意思。"臑窌"的意思指穴位内的天部之气在此化为地部经水。理同消泺名解。"臑交"的意思指穴位内的气血为天部之气。

部位：在臂后区，肘尖与肩峰角连线上，肘尖上5寸。

主治：（1）按摩这个穴位能够除湿降浊、清热安神、活络止痛；（2）经常按摩这个穴位，能有效治疗头痛、颈项强痛、臂痛、齿痛、癫痫等疾患；（3）每天坚持按压这个穴位，具有减肥美容的效果；（4）配肩髎穴、肩髃穴、臑会穴、清冷渊穴，治疗肩臂痛、上肢不遂、肩周炎。

自我取穴按摩法

① 正立，双手下垂，先把左手的手掌放在右上臂中间位置，再将右手掌放在左上臂中间位置，中指所在的部位就是这个穴位。

② 双手四指并拢，向穴位施加压力，一压一松。

③ 每天早、晚分别按压两臂穴位，每次按压3~5分钟。

取穴 按摩

▶ 精确取穴

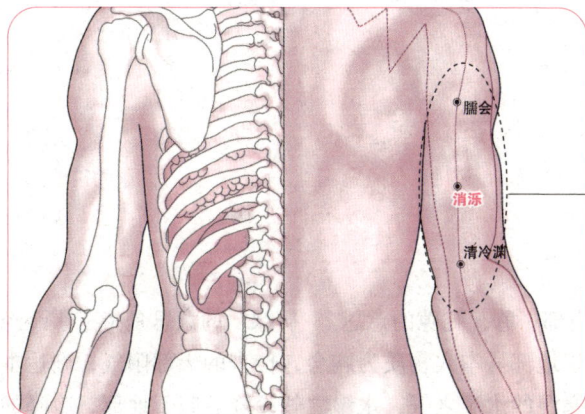

臑会

清泺

清冷渊

在臂后区，当清冷渊穴与臑会穴连线中点处。

▶ 取穴技巧

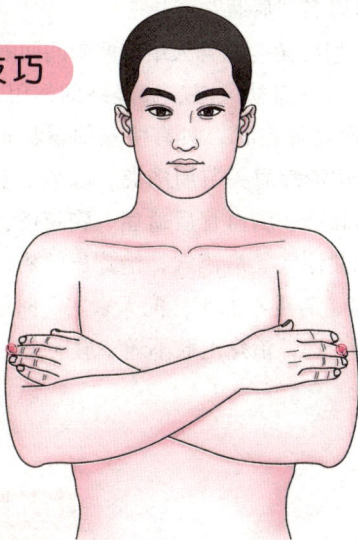

功用

除湿降浊。

配伍治病

肩臂痛、上肢不遂和肩周炎：消泺配肩髎、肩髃、臑会和清冷渊。

正立，双手下垂，先用左手手掌置于右上臂中间位置，再将右手掌置于左上臂中间位置，左右手四指指向手臂施加压力，中指所在的位置即是。

▶ 自我按摩

双臂交叉，一手的掌心置于另一侧手臂上，四指并拢向消泺穴施加压力，一压一松，每次3~5分钟，早、晚各1次。

程度	四指按压法	时间(分钟)
重		3~5

肩髎穴 上班族的好帮手

主治 臂痛 肩重不能举 胁肋疼痛

现代都市白领久坐于办公室，长时间使用电脑，得不到足够的运动和休息，导致很多人患有不同程度的肩关节炎、肩周炎，有些人的肩颈周围甚至还出现骨质增生。对于长时间伏案工作、缺乏锻炼而患有不同程度肩部疾患的人来说，肩髎穴是一个很好的穴位，按摩这个穴位，能使肩颈部的病症得到缓解和改善。关于这个穴位的具体位置，《循经考穴编》云："臑会之上，举臂有空。"此有空处，即为该穴。

命名：肩，指穴在肩部；髎，孔隙的意思。"肩髎"的意思是指三焦经经气在此穴位化雨冷降归于地部。本穴物质为臑会穴传来的天部阳气，到达本穴后，因散热吸湿化为寒湿的水湿之气，水湿之气冷降后归于地部，冷降的雨滴就像从孔隙中漏落一样，所以名"肩髎"。

部位：在人体的三角肌区，肩峰角与肱骨大结节两骨间凹陷中。

主治：（1）按摩这个穴位，具有祛风湿、通经络的作用。（2）按摩这个穴位对臂痛不能举、胁肋疼痛等症状，具有明显的缓解和治疗作用。（3）现代中医临床常用这个穴位治疗肩关节周围炎、脑卒中偏瘫等疾患，（4）坚持按摩这个穴位，对荨麻疹、脑血管后遗症、胸膜炎、肋间神经痛等，也具有明显疗效。（5）配曲池穴、肩髃穴，治疗肩臂痛；配外关穴、章门穴，治疗肋间神经痛、臂痛、肩重不能举；配天宗穴、曲垣穴，治疗肩背疼痛；配肩井穴、天池穴、养老穴，治疗上肢不遂、肩周炎。

自我取穴按摩法

① 站立，两手臂平伸，两侧肩峰后下方有凹陷，穴位就在这里。
② 用左手触摸右臂肩峰，用拇指、示指和中指拿捏穴位。
③ 两侧穴位，每天早、晚各拿捏1次，每次3~5分钟。

取穴 按摩

▶ 精确取穴

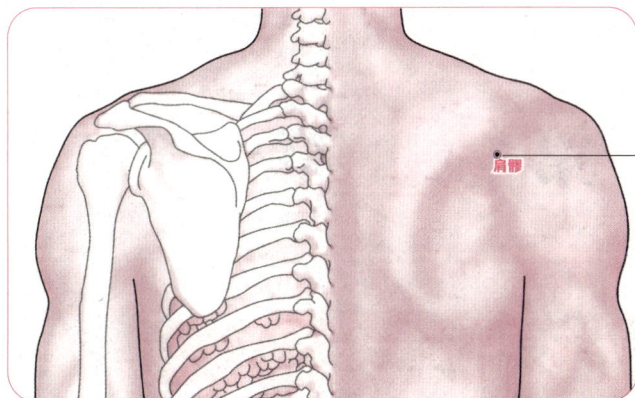

位于人体的肩部，肩髃穴后方，当臂外展时，于肩峰后下方的凹陷处。

▶ 取穴技巧

站立，两手臂伸直，肩峰的后下方会有凹陷，肩髎穴就位于此凹陷处。

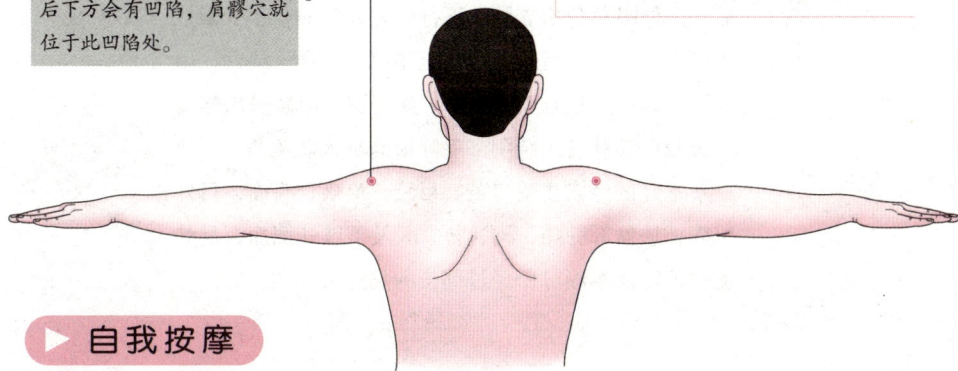

功用

升清降浊。

配伍治病

肩臂痛： 肩髎配曲池和肩髃。

肋间神经痛： 肩髎配外关和章门。

▶ 自我按摩

站立，用左手去摸右臂的肩峰，用拇指、示指和中指拿捏穴位，每天左右穴早、晚各1次，每次3~5分钟。

程度	拿捏法	时间(分钟)
重		3~5

第 **11** 章

足少阳胆经经穴

　　足少阳胆经在身体中循行的路线是最长的，它起始于外眼角，上行至额角，下耳后、沿颈旁行于手少阳三焦经之前，至肩上退后，交出手少阳三焦经后入缺盆。由耳后分出支脉 1 入耳中、走耳前，至外眼角后，由外眼角分出支脉 2 下行大迎穴，会合手少阳三焦经至眼下，下行过颊车穴至颈部，会合于缺盆，由此下行胸中，过膈肌络于肝、属于胆，沿胁里出气街（腹股内动脉处）绕阴部毛际横向进入髋关节。

　　本经的经穴主治口苦，目眩，疟疾，头痛，目外眦痛，缺盆部肿痛，胸、胁、股及下肢外侧痛，足外侧痛，以及本经脉所经过部位的病症。

阳白———
瞳子髎———

———天冲
———悬厘

———风池

———肩井

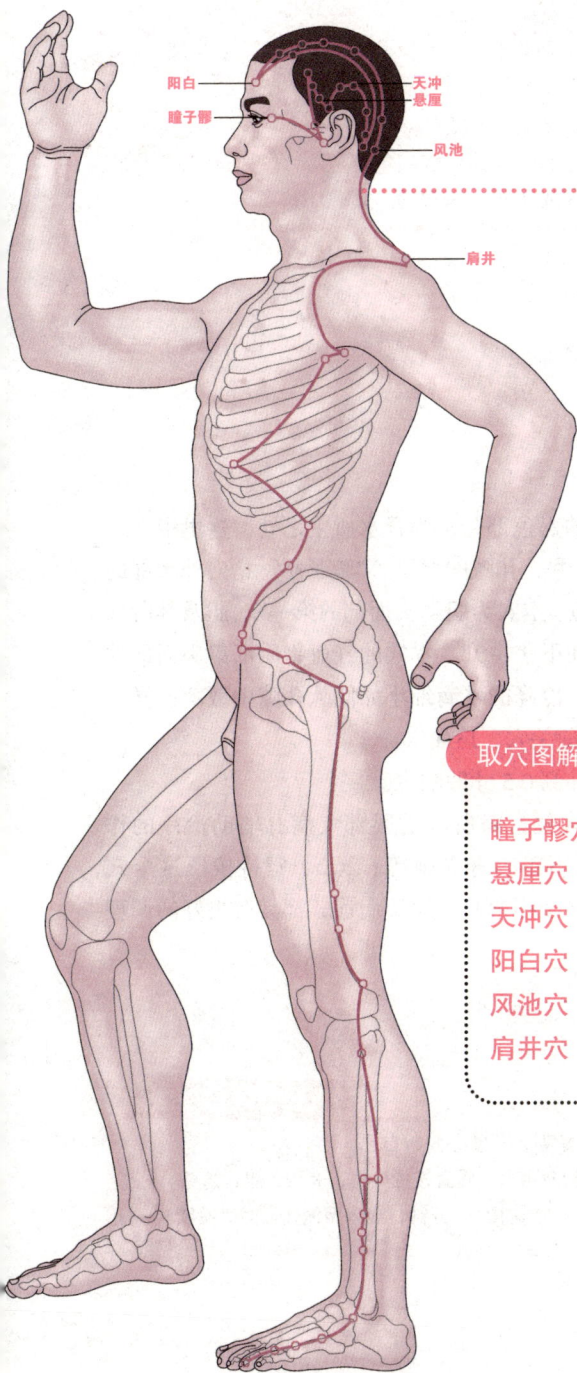

取穴图解目录

瞳子髎穴 为您擦亮"心灵的窗户"

主治 目赤肿痛　角膜炎　屈光不正　头痛等

女人到了一定年龄，眼角就会出现鱼尾纹，这意味着身体机能的衰退。其实，有了鱼尾纹也大可不必惊慌，只要每天坚持正确按摩瞳子髎穴，就能减少或者消除鱼尾纹。《铜人腧穴针灸图经》云："(瞳子髎)治青盲目无所见，远视䀮䀮，目中肤翳白膜，目外眦赤痛。"《类经图翼》云："一云兼少泽，能治妇人乳肿。"从这些记载中可以看出，古代医家对这个穴位的作用有深入的研究。

命名：瞳子，指人体眼珠中的黑色部分，为肾水所主之处，这里指穴内物质为具有肾水特征的寒湿水气；髎，孔隙的意思。"瞳子髎"指穴外天部的寒湿水气在此穴位汇集后冷降归地。本穴为胆经头面部的第一穴，胆及其所属经脉主半表半里，在上焦主降，在下焦主升，本穴的气血物质汇集头面部的寒湿水气后，从天部冷降至地部，冷降的水滴细小如同从孔隙中散落一样，所以名"瞳子髎"，也称太阳穴、前关穴、后曲穴。

部位：在人体面部，目外眦外侧0.5寸凹陷中。

主治：（1）经常按摩这个穴位，对所有的眼部疾病有辅助治疗的作用，如目赤肿痛、角膜炎、屈光不正、青光眼等；（2）坚持按压这个穴位，对头痛、三叉神经痛、颜面神经痉挛及麻痹等病症，都具有很好的调理和保健作用。

自我取穴按摩法

① 正坐或仰卧，两只手曲肘朝上，五指朝天，掌心向着自己。
② 把两只手的大拇指放在头部旁侧，相对用力，垂直按揉穴位，有酸、胀、痛感。
③ 左右两穴，每天早、晚各按揉1次，每次按揉1~3分钟，或者两侧穴位同时按揉。

取穴　按摩

▶ 精确取穴

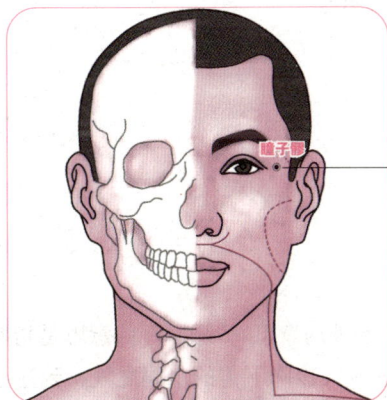

位于人体的面部，目外眦旁0.5寸凹陷中。

功用

降浊祛湿。

配伍治病

目生内障：瞳子髎配合谷、临泣和睛明。

妇人乳肿：瞳子髎配少泽。

▶ 取穴技巧

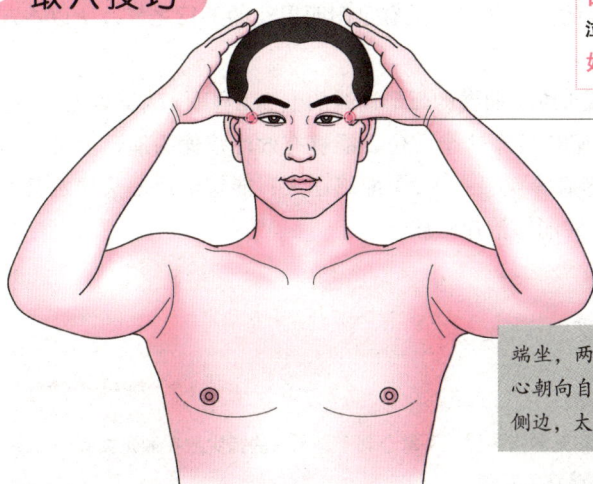

端坐，两手曲肘朝上，五指朝天，掌心朝向自己。以两手大拇指置于头部侧边，太阳穴斜下前方穴位即是。

▶ 自我按摩

两只手拇指相对用力垂直按揉瞳子髎穴，有酸、胀、痛的感觉。每天早、晚各按揉1次，每次左、右各（或双侧同时）按揉1~3分钟。

程度	拇指按揉法	时间(分钟)
重		1~3

悬厘穴 解除头痛烦恼，提高工作效率

主治 偏头痛　目赤肿痛　耳鸣等

许多人都有的落枕经历。落枕的人经常是头一天晚上睡觉的时候脖子还是好好的，可是第二天清晨一觉醒来，却发现脖子酸痛，不能转动，严重影响到工作和日常生活。人在睡觉的时候，头部位置不当，如枕头过高，或肩部受凉，很容易引起落枕。治疗落枕的方法非常简单，只要用力按压自己的悬厘穴，就能够使症状迅速得到缓解。此外，按压悬厘穴还能够有效治疗头痛。

命名：悬，吊挂的意思；厘，治理的意思。"悬厘"的意思是指胆经气血在此穴位降浊分清。本穴物质为悬颅穴冷降下传的水湿之气，到达本穴后，滞重的寒湿水气进一步下行，小部分清气由本穴外输至头的各个部位。本穴对天部的水湿风气有治理的作用，所以名"悬厘"。因为在本穴汇集的气血当中，既有手少阳三焦经的上行之气，又有足阳明胃经的下行之气，所以本穴为手足少阳、阳明之会。

部位：在头部，从头维至曲鬓的弧形连线的上 3/4 与下 1/4 交点处。

主治：（1）每天坚持按摩这个穴位，能够有效治疗偏头痛、面肿、目外眦痛、耳鸣、上齿疼痛等疾患；（2）配鸠尾穴，能够治疗偏头痛及其引起的目外眦痛；配束骨穴能够治疗癫痫。

自我取穴按摩法

① 正坐，把示指、中指和无名指并拢，手掌心朝下，示指的指尖放在额角发际处，此时，无名指所在的部位就是这个穴位。

② 把示指和中指放在穴位上轻轻按揉。

③ 左右两侧穴位，每天早、晚各按揉1次，每次按揉1~3分钟。注意，力度不要太重。

取穴　按摩

▶ 精确取穴

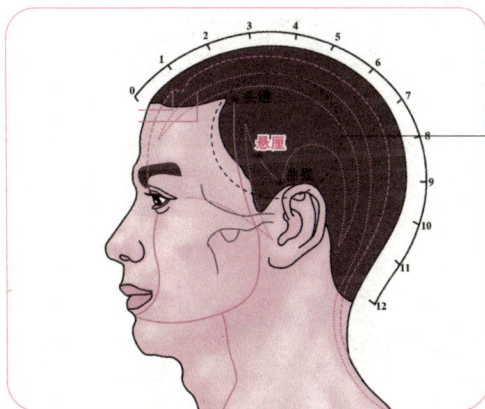

当头维穴与曲鬓穴弧形连线的上3/4与下1/4交点处。

功用

降浊除湿。

配伍治病

热病偏头痛：悬厘配鸠尾。

癫痫：悬厘配束骨。

▶ 取穴技巧

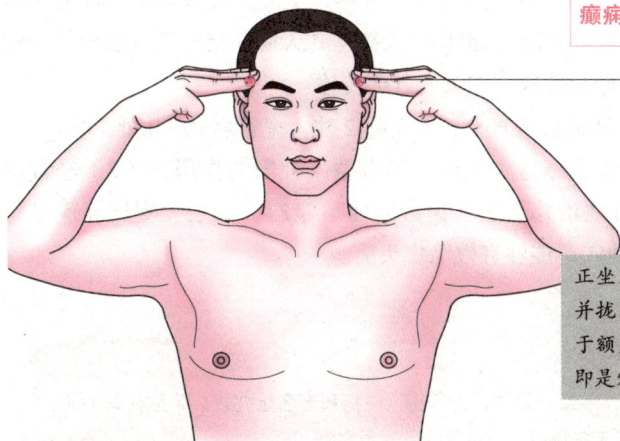

正坐，将示指、中指和无名指并拢，掌心向下，示指指尖置于额角发际，无名指所在位置即是穴位。

▶ 自我按摩

将示指和中指置于穴上，轻轻地按揉，每天早、晚各1次，每次1~3分钟。

程度	二指按揉法	时间(分钟)
轻		1~3

天冲穴 牙龈肿痛，快找天冲

主治 偏头痛 齿龈肿痛 癫痫等

　　该穴位在《备急千金要方》中称作"天衢"，属足少阳胆经。关于这个穴位的具体位置，古代医书中有多种多样的说法。《针灸甲乙经》云："耳上如前三分。"《铜人腧穴针灸图经》云："耳后入发际二寸。"《循经考穴编》云："在耳平后三分，入发际二寸。"《医学入门》云："承灵后一寸半。"意思是说它在承灵穴的旁边。另外，《足少阳胆经穴位分寸歌》中说："天冲率后三分许，冲斜下寸浮白悬。"不管怎样，这个穴位都是一个交会穴，《黄帝内经·素问·气府论》王冰注："（天冲）足太阳、少阳之会。"作为足少阳胆经上的一个重要穴位，它具有镇痛的作用。当你患偏头痛或者牙龈肿痛的时候，只需要轻轻按摩一下这个穴位，很快就能见效。

　　命名：天，指天部气血；冲，指气血运行为冲射之状。"天冲"的意思是指胆经经气吸热后胀散，并由本穴冲射于天之各部。本穴物质为率谷穴传来的水湿之气，到达本穴后，因受穴外传入之热，水湿之气胀散，并冲射于胆经之外的天部，所以名"天冲"，也称"天衢"。"天衢"指穴内气血向外的输出状态，因为胆经气血由此穴位向天之各部传输。

　　部位：在头部，耳根后缘直上，入发际2寸，率谷后0.5寸处。

　　主治：（1）经常按摩这个穴位，具有益气补阳的作用；（2）经常按摩这个穴位，能够有效治疗头痛、齿龈肿痛、癫痫、惊恐、瘿气等疾患；（3）配目窗穴、风池穴，能够有效治疗头痛。

自我取穴按摩法

① 正立，两只手抬起，手掌心朝前，把示指、中指和无名指并拢，平贴在耳尖后，示指位于耳尖后的发际，无名指所在的位置就是这个穴位。

② 将四指并拢，轻轻按揉这个穴位。

③ 左右两侧穴位，每天早、晚各按揉1次，每次按揉1～3分钟，或者两侧穴位同时按揉。

取穴　按摩

▶ 精确取穴

0.5寸
天冲
率谷
2寸

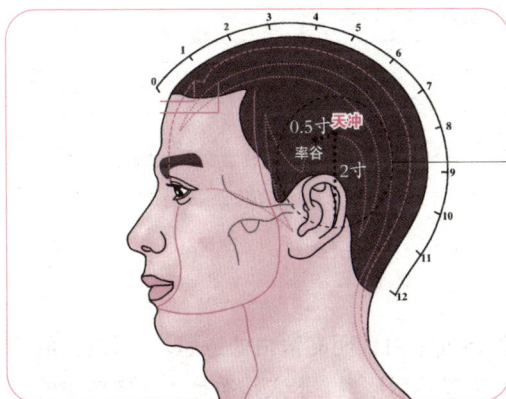

当耳根后缘直上，入发际2寸，率谷穴后0.5寸处。

功用
益气补阳。

配伍治病
头痛：天冲配目窗和风池。

▶ 取穴技巧

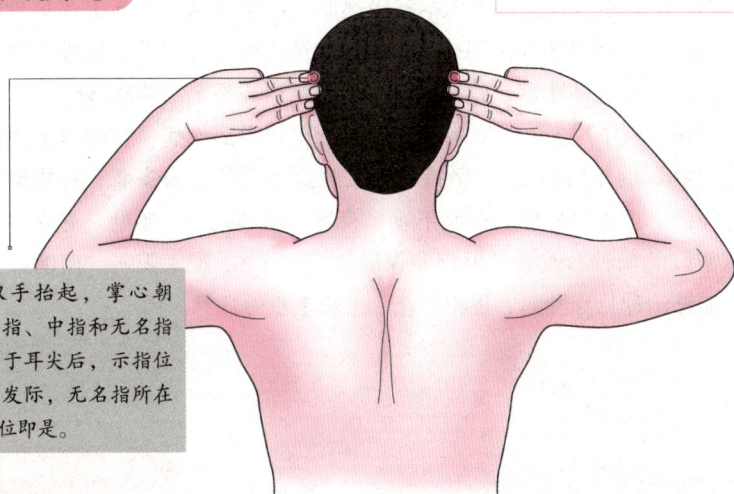

正立，双手抬起，掌心朝前，将示指、中指和无名指并拢平贴于耳尖后，示指位于耳尖后发际，无名指所在位置的穴位即是。

▶ 自我按摩

将四指并拢轻按天冲穴，每天早、晚各按揉1次，每次左右穴（或双侧同时）按揉1~3分钟。

程度	四指按揉法	时间(分钟)
轻		1~3

阳白穴 眼保健操现在开始

主治 目眩　目赤肿痛　口眼歪斜　前头痛

《黄帝内经·素问·气府论》王冰注："阳白，足阳明、阴维之会。"《针灸大成》云："阳白，手足阳明、少阳、阳维五脉之会。"古代医书记载，这个穴位能够治疗头痛、头风、目眩、目赤肿痛、眉目间痛、夜盲、近视、远视、眼睑眴动等病症。在近现代中医临床中，有经验的医生还利用这个穴位治疗面瘫、三叉神经痛、眶上神经痛、眼睑下垂等多种疾病。经常按摩这个穴位，对眼部保健具有非常明显的疗效。

命名：阳，天部的意思，这里指气；白，明亮清白的意思。"阳白"的意思是指胆经的湿冷水气在这个穴位吸热后胀散。本穴物质是本神穴传来的天部湿冷水气，由于在下行的过程中不断吸热，水湿之气还未进入这个穴位就已受热胀散，并化为阳热风气，传输于头之各部，穴内的天部层次变得明亮清白，所以名"阳白"。因为本穴吸热胀散的阳热风气不光上传足少阳胆经的头临泣穴，同时还外走阳维脉，所以这个穴位是足少阳、阳维的交会点。

部位：在人体头部，瞳孔的直上方，距离眉毛上缘约1寸处。

主治：（1）这个穴位几乎能治疗所有的眼部疾病，按摩这个穴位，具有明目祛风的作用；（2）坚持每天按摩这个穴位，对头痛、视物模糊、眶上神经痛、面神经麻痹、眼睑下垂、夜盲、眼睑瘙痒、呕吐、恶寒等病症，具有很好的调理、改善、治疗和保健作用；（3）配太阳穴、睛明穴、鱼腰穴，能够治疗目赤肿痛、视物昏花、上睑下垂等症状。

自我取穴按摩法

① 正坐、仰靠或者仰卧，两只手向上举起。
② 轻轻握拳，用双侧大拇指弯曲的指节，从内往外轻轻刮按穴位，有一种特殊的酸痛感。
③ 左右两穴位，每天早、晚各刮按1次，每次刮按1~3分钟。

取穴 按摩

▶ 精确取穴

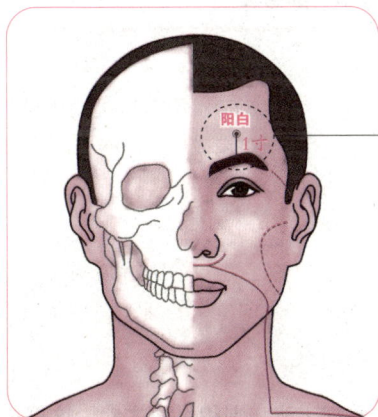

位于前额部，当瞳孔直上，眉上1寸。

阳白
1寸

功用

生气壮阳。

配伍治病

目赤肿痛、视物昏花、上睑下垂：阳白配太阳、睛明和鱼腰。

▶ 取穴技巧

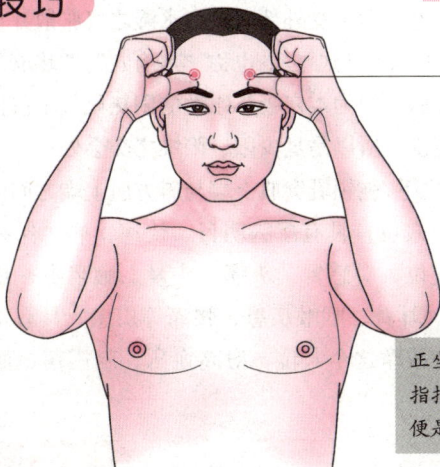

正坐，举两手向上，轻握拳，将拇指指尖贴于眉梢正上方，这个穴位便是该穴。

▶ 自我按摩

用大拇指弯曲时的指节处，从内往外轻轻刮按穴位处，有一种特殊的酸痛感。每天早、晚各刮按1次，每次刮按1~3分钟。

程度	拇指刮按法	时间(分钟)
轻		1~3

风池穴 清热醒脑，还治感冒

主治 感冒　头痛　头晕　脑卒中　癫痫等

此穴位名最早见于《黄帝内经·灵枢·热病》："风为阳邪，其性轻扬，头顶之上，唯风可到。风池穴在颞颥（脑空）后发际陷者中，手少阳、阳维之会，主中风偏枯，少阳头痛，乃风邪蓄积之所，故名风池。"《针灸甲乙经》中说它"在颞颥后发际陷者中"；《黄帝内经·素问·气府论》王冰注："在耳后陷者中，按之引于耳中。"《医学入门》云："耳后一寸半，横侠风府。"据这些医典记述可知这个穴位的位置和用途。这个穴位能够治疗头痛、眩晕、热病汗不出、疟疾、脑卒中不语、瘿气、颈项强痛、目不明、目泣出、目赤痛、眼目生花、耳病、鼻衄、面肌痉挛不收等疾病。

命名：风，指穴内物质为天部的风气；池，囤积水液之器，这里指穴内物质富含水湿。"风池"的意思是指本经气血在此穴位化为阳热风气。本穴物质为脑空穴传来的水湿之气，至本穴后，受外部之热，水湿之气胀散并化为阳热风气，然后输散于头颈各部，所以名"风池"，也称"热府穴"。"热府"的意思是指本穴气血的变化为受热膨胀。因为本穴吸热胀散的阳热风气不仅传输胆经，也输向阳维脉所在的天部层次，所以是足少阳、阳维之交会处。

部位：在颈后区，枕骨之下，胸锁乳突肌上端与斜方肌上端之间的凹陷中。

主治：（1）按摩这个穴位，具有醒脑明目、快速止痛、保健调理的功效；（2）坚持按摩这个穴位，对感冒、头痛、头晕、脑卒中、热病、颈项强痛、眼病、鼻炎、耳鸣、耳聋、咽喉疾患、腰痛等疾患，具有很好的调理保健功能；（3）每天坚持按摩这个穴位，对高血压、脑震荡、面肌痉挛和荨麻疹有治疗效果。

自我取穴按摩法

① 正坐，举臂抬肘，双肘约与肩同高。

② 曲肘向头，双手放在耳后，手掌心朝内，手指尖向上，四指轻轻扶住头（耳上）的两侧。

③ 用大拇指的指腹从下往上按揉穴位，有酸、胀、痛的感觉，重按时鼻腔还会有酸胀感。

④ 左右两穴位，每天早、晚各按揉1次，每次按揉1~3分钟。

取穴 按摩

▶ 精确取穴

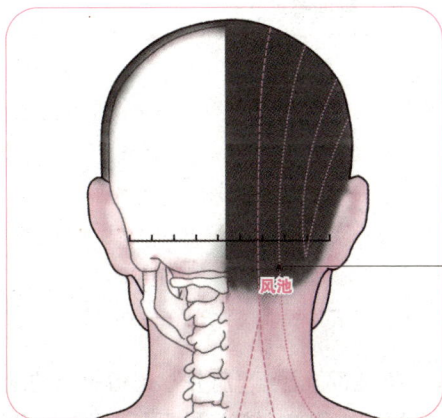

位于颈后区，后头骨下，两条大筋外缘陷窝中，略与耳垂平齐。

风池

▶ 取穴技巧

功用
壮阳益气。

配伍治病
偏头痛：风池配合谷和丝竹空。
目痛不能视：风池配脑户。

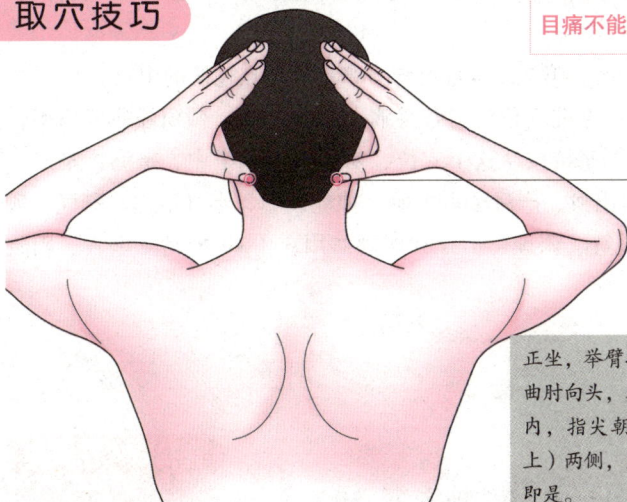

正坐，举臂抬肘，肘约与肩同高，曲肘向头，双手置于耳后，掌心向内，指尖朝上，四指轻扶头（耳上）两侧，大拇指指腹所在的穴位即是。

▶ 自我按摩

用双手的拇指指腹由下往上按揉穴位，有酸、胀、痛的感觉，重按时鼻腔有酸胀感。每天早、晚各按揉1次，每次按揉1~3分钟。

程度	拇指按揉法	时间(分钟)
重		1~3

肩井穴 防治乳腺炎有特效

主治 头颈强痛　肩背疼痛　滞产　乳痈等

　　肩井穴是一个比较特殊的穴位。一方面，在按摩这个穴位时，如果用力太重，可能会导致人半身麻痹，手不能举，甚至昏厥，所以在很多防身术和武功招式中都有"重击肩井穴"这一个动作。因此，假如女性偶遇不良分子时，重击对方的肩井穴，可达到防身自卫的目的。但是，轻揉地按揉这个穴位却能够缓解工作压力、放松肩颈僵硬，疏通经络血脉。据古代医书记述，肩井穴能治疗"肩背痹痛，臂不举，颈项不得回顾，中风气塞，涎上不语，气逆翻胃呕吐，咳逆上气，瘰疬，虚劳，产后乳汁不下，乳痈，妇人产晕，难产"等疾患。

　　命名：肩，指穴位在肩部；井，指地部孔隙。"肩井"是指胆经的地部水液从这个穴位流入地之地部。本穴物质为胆经上部经脉下行而至的地部经水，到达本穴后，经水由本穴的地部孔隙流入地之地部，所以名"肩井"，也称"肩解穴""膊井穴"。

　　部位：在肩胛区，第7颈椎棘突与肩峰最外侧点连线的中点。

　　主治：（1）按摩此穴位对肩背疼痛、手臂不举、颈项强痛等病疾，具有特殊疗效；（2）坚持按摩这个穴位，对乳痈、脑卒中、瘰疬、难产、乳腺炎、功能性子宫出血、产后子宫出血、神经衰弱、半身不遂、脚气、狐臭等症状，都具有缓解、调理、治疗和保健作用；（3）配足三里穴、阳陵泉穴，可治疗脚气。

自我取穴按摩法

① 正坐，双臂交叉抱在一起，双手掌心向下，放在肩上。
② 把中间的三指放在肩颈交会处，用中指的指腹向下按揉，有酸麻、胀痛的感觉。
③ 左右两穴，每天早、晚各按揉1次，每次按揉1~3分钟。

取穴 按摩

▶ 精确取穴

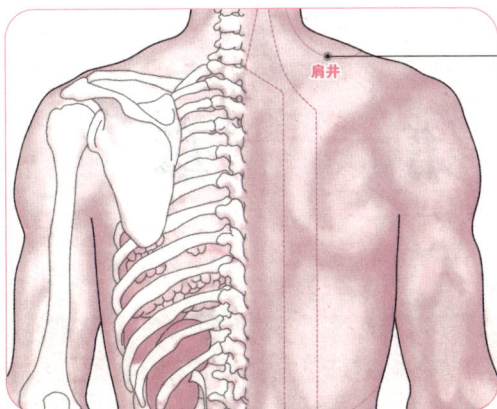

肩井

位于人体的肩岬区，前直对乳中，当大椎与肩峰端连线的中点，即乳头正上方与肩线交接处即是。

▶ 取穴技巧

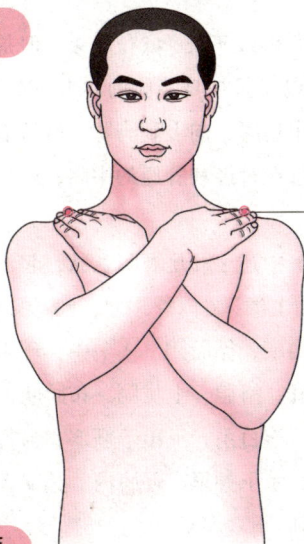

功用

疏导水液。

配伍治病

脚气： 肩井配足三里和阳陵泉。

正坐，交抱双臂，双手掌心向下，放在肩上，以中间三指放在肩颈交会处，中指指腹所在位置的穴位即是。

▶ 自我按摩

将中间三指放在肩颈交会处，用中指指腹向下按揉，会有特殊酸麻、胀痛的感觉。每天早、晚各按压1次，每次按压1~3分钟。

程度	中指按揉法	时间(分钟)
重		1~3

第 12 章

足厥阴肝经经穴

　　足厥阴肝经循行路线不长，穴位不多，但是其作用却不容小觑，可以说是护身卫体的"大将军"。它起于脚大趾内侧趾甲边缘，向上到脚踝，然后沿着腿的里侧向上走，循行在肾经和脾经的中间，最后到达肋骨边缘。

　　《灵枢·经脉》中述：肝足厥阴之脉，起于大指丛毛之际，上循足跗上廉，去内踝一寸，上踝八寸，交出太阴之后，上腘内廉，循股阴，入毛中，环阴器，抵小腹，夹胃，属肝，络胆，上贯膈，布胁肋，循喉咙之后，上入颃颡，连目系，上出于额部，与督脉会于巅。其支者，从目系下颊里，环唇内。其支者，复从肝别贯膈，上注肺。

　　近现代中医临床用以治疗腰痛，胸满，呃逆，遗尿，小便不利，疝气，少腹肿等病症，以及本经脉所经过部位之病症。

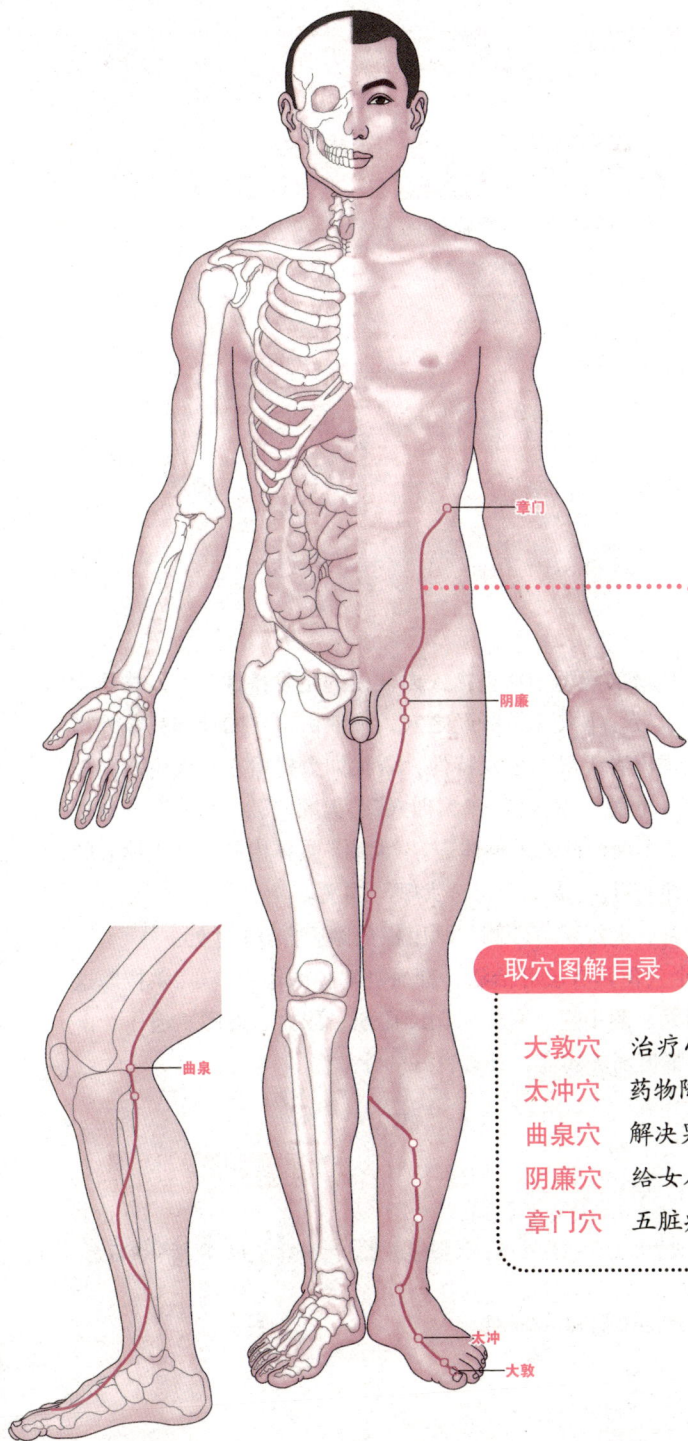

章门

阴廉

曲泉

太冲

大敦

大敦穴 治疗小腹疼痛有特效

主治 目眩 腹痛 肌肋痛 冷感症等

据医典古籍记载，大敦穴对治疗"昏厥，卒疝暴痛，脐腹痛，腹胀，小腹中热，石淋，尿血，小便难，遗尿，遗精，阴肿痛，囊缩，阴挺，崩漏，胁下若满，眩冒，善寐，目不欲视，卒心痛，太息，哕噫，大便秘结，癫狂，小儿惊风，手足拘急，足肿"等疾患，具有良好的效果。关于这个穴位的具体位置，《黄帝内经·灵枢·本输》中说在"足大指之端及三毛之中也"；《针灸甲乙经》云："去爪甲如韭叶及三毛中。"《针经摘英集》云："在足大指外侧端。"《针灸集成》云："足大指爪甲根后四分，节前。"如果女性遇到疝气引起的阴挺肿痛，男子遇到疝气引起的阴囊、小腹疼痛，只需按压这个穴位，就能起到很好的止痛、调理和医治作用。

命名：大敦，大树墩的意思，这里指穴内气血的生发特性。本穴物质为体内肝经外输的温热水液，本穴又是肝经之穴，水液由本穴的地部孔隙外出体表后蒸升扩散，表现出春天般的生发特性，就犹如大树墩在春天生发新枝一样，所以名"大敦"，也称"水泉穴""大训穴""大顺穴"。"水泉"的意思是指体内肝经水液源源不断由此穴外输体表。"大顺"指体内肝经外出体表的水液全部气化后向天部而行。"大训"与"大顺"同义。

部位：在人体足趾，大趾末节外侧，趾甲根角侧后方 0.1 寸处。

主治：（1）这个穴位具有疏肝治疝、理血、清神的作用；（2）按摩这个穴位，对疝气、阴缩、阴中痛、月经不调、血崩、尿血、癃闭、遗尿、淋疾、癫狂、痫症、小腹疼痛等病症，具有良好的疗效。

自我取穴按摩法

① 正坐垂足，曲左膝，把左脚抬起放在座椅上。

② 用左手轻轻握住左脚的脚趾，四指在下，大拇指在上。大拇指弯曲，用指甲尖垂直掐按穴位，有刺痛的感觉。

③ 先左后右，两侧穴位每次各掐按3~5分钟。

取穴　按摩

▶ 精确取穴

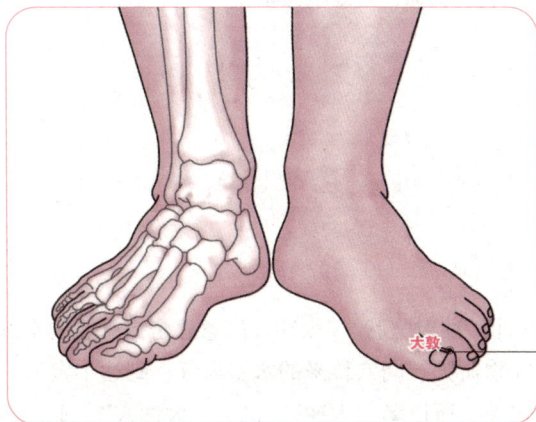

位于足大趾末节外侧，距趾甲角侧后方0.1寸。

大敦

▶ 取穴技巧

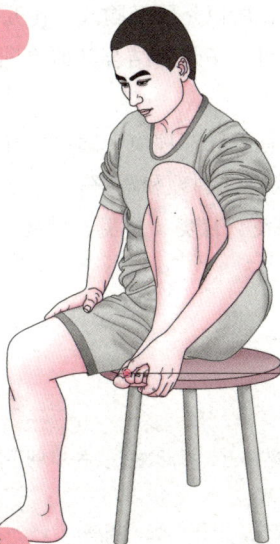

功用

生发风气。

配伍治病

癫狂和脑卒中：大敦配内关和水沟。

梅核气：大敦配膻中、天突和间使。

正坐垂足，曲左膝，抬左足置于椅上，用左手轻握左脚趾，四指在下，弯曲大拇指，指甲尖垂直掐按的穴位即是。

▶ 自我按摩

用大拇指指甲尖掐按穴位，有酸、胀、痛的感觉。每次左右各掐按3~5分钟，先左后右。

程度	掐按法	时间(分钟)
轻		3~5

太冲穴 药物降压之外的好方法

主治 脑卒中　小儿惊风　眩晕　月经不调等

中医认为，肝为"将军之官"，主怒。人在生气发怒的时候，体内能量往往走的是肝经的路线，所以，人在生气发怒时，肝会多多少少受到影响。作为肝经上的穴位，此时太冲穴就会出现异常现象，例如，有压痛感，或温度、色泽发生变化，或对外界的温度更加敏感，甚或软组织的张力发生异常。因此，脾气不好、经常生气动怒的人，不妨多按摩一下太冲穴，这个穴位能够有效化解心中的怒气，消除胸部的不适感。

命名：太，大的意思；冲，冲射之状。"太冲"的意思是指肝经的水湿风气在此穴位向上冲行。本穴物质为行间穴传来的水湿风气，到达本穴后，因受热胀散，化为急风冲散穴外，所以名"太冲"，也名"大冲穴"。本穴物质为热胀的风气，在本穴为输出之状，所以是肝经腧穴，在五行中属土。

部位：在足背，第1、2跖骨间，跖骨底结合部前方凹陷中，或触及动脉搏动。

主治：（1）按摩该穴位，具有平肝、理血、通络之作用，能使头痛、眩晕、高血压、失眠、肝炎的症状得到调理和缓解；（2）坚持按压这个穴位，对月经不调、子宫出血、乳腺炎、肾炎、肠炎、淋病、便秘等病症，具有很好的改善和保健作用。

自我取穴按摩法

① 正坐垂足，曲左膝，把脚举起放在座椅上，举起左手，手掌朝下，放在脚背上，中指弯曲，中指的指尖所在的部位就是该穴。
② 用示指和中指的指尖向下垂直按揉穴位，有胀、酸、痛感。
③ 两侧穴位，先左后右，每次各按揉3~5分钟。

取穴 按摩

▶ 精确取穴

位于人体足背部，第
1、2跖骨结合部前方
的凹陷中。

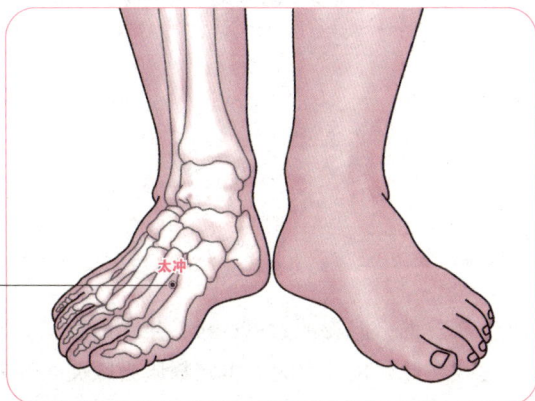

太冲

▶ 取穴技巧

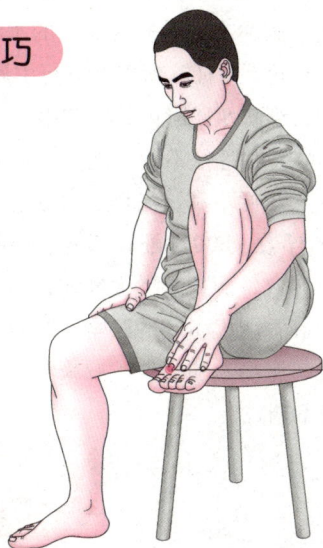

功用
平肝、理血、通络。

配伍治病
头痛、眩晕：太冲配合谷。

正坐，垂足，曲左膝，脚
置于座椅上，举左手，手
掌朝下置于脚背，弯曲中
指，中指指尖所在的位置
即是。

▶ 自我按摩

以示指和中指指尖垂直，向下按
揉此穴，有特殊胀、酸、疼痛
的感觉。每次左右各按揉3~5分
钟，先左后右。

程度	二指按揉法	时间(分钟)
轻		3~5

曲泉穴 解决男女生殖系统问题

主治 子宫脱垂　阴道炎　前列腺炎　遗精　阳痿等

中国民间流传着这样一首养生歌诀："痛经阴挺少腹痛，阴痒遗精苦难言。针灸按摩曲泉穴，治病疗疾又延年。"这首歌诀对曲泉穴的功效做了真实的描述。传统中医理论认为，曲泉穴是治疗痛经、少腹疼痛、子宫脱垂、阴道瘙痒、外阴痒痛、前列腺炎、遗精、膝关节疼痛、疝气、大腿内侧疼痛的常用穴位。经常按摩这个穴位，对上述症状都具有明显的疗效。此外，长期坚持按摩这个穴位，还能够养生保健，益寿延年。

命名： 曲，隐秘的意思；泉，泉水的意思。"曲泉"的意思是指肝经的水湿之气在此穴位处聚集。本穴物质为膝关穴传来的水湿之气，到达本穴后为聚集之状，大量水湿就像隐藏在天部之中，因此名"曲泉"。本穴为肝经气血的会合之处，所以是肝经合穴。因为本穴物质为肝经的水湿之气会合而成，性寒湿润下，表现出肾经气血的润下特征，所以在五行中属水。

部位： 在膝部，腘横纹内侧端，半腱肌肌腱内缘凹陷中。

主治： （1）经常按摩这个穴位，对月经不调、痛经、白带、阴挺、阴痒、产后腹痛、遗精、阳痿、疝气、小便不利、头痛、目眩、癫狂、膝膑肿痛、下肢痿痹等症状，具有明显的疗效；（2）配丘墟穴、阳陵泉穴，治疗胆道疾患；配肝俞穴、肾俞穴、章门穴、商丘穴、太冲穴，治疗肝炎；配复溜穴、肾俞穴、肝俞穴，治疗由于肝肾阴虚引起的眩晕、翳障眼病；配支沟穴、阳陵泉穴，治疗心腹疼痛、乳房胀痛、疝痛；配归来穴、三阴交穴，治疗由于肝郁气滞引起的痛经和月经不调。

自我取穴按摩法

① 屈膝正坐，左手掌放在左腿的外侧，大拇指放在膝盖上，其他四指放在膝内侧横纹端凹陷处，中指的指尖所在的部位就是该穴位。

② 四指并拢，向下按揉该穴，有胀、酸、疼痛的感觉。

③ 两侧穴位先左后右，每次各按揉3~5分钟，也可以两侧穴位同时按揉。

取穴　按摩

▶ 精确取穴

位于膝关节内侧面横纹内侧端，股骨内侧髁的后缘，半腱肌、半膜肌止端的前缘凹陷处。

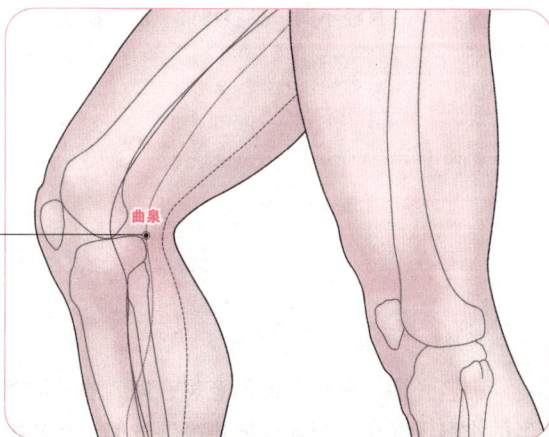

曲泉

▶ 取穴技巧

屈膝正坐，手掌置于腿的外侧，拇指置于膝盖上，四指并拢，置于膝内侧横纹端凹陷处，中指指尖所在的位置即是。

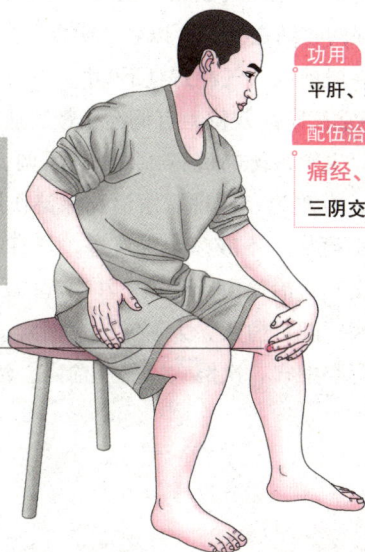

功用
平肝、理血、通络。

配伍治病
痛经、月经不调：曲泉配归来、三阴交。

▶ 自我按摩

四指并拢向下按揉穴位，有特殊胀、酸、疼痛的感觉。每次左右各按揉3~5分钟，先左后右，或两侧同时按揉。

程度	四指按揉法	时间(分钟)
轻		3~5

阴廉穴 给女人多一点呵护

主治　月经不调　少腹疼痛　股内侧痛　带下等

明代汪机《针灸问答》云："阴廉穴，在羊矢下，气冲相去二寸。羊矢，气冲傍一寸，股内横纹有核见。"清代刘清臣《医学集成》云："阴廉，羊矢下斜里三分，直上去气冲二寸，动脉陷中。羊矢在阴旁股内，约纹缝中皮肉间，有核如羊矢相似。"《圣济总录》云："阴廉二穴，在羊矢下，去气冲二寸动脉中。治妇人绝产，若未经生产者，可灸三壮即有子；针入八分，留七呼。"可见，这个穴位对女性月经不调、不孕不育有很好的疗效。

命名：阴，阴性水湿的意思；廉，收敛的意思。"阴廉"的意思是指肝经的水湿风气在此处穴位散热吸湿冷缩。本穴物质为急脉穴扩而至的水湿风气，到达本穴后，这股水湿风气散热、吸湿、冷缩，并聚集在穴内。于是，本穴就如同肝经水湿的收纳之处，所以名"阴廉"。

部位：此穴位在股前区，气冲穴直下2寸。

主治：（1）经常按摩此穴位，有调经止带、通利下焦的作用；（2）按摩这个穴位可以治疗生殖系统的疾病，对月经不调、赤白带下、阴部瘙痒、阴肿、疝痛等病症，有改善、调理、医治和保健作用；（3）坚持按摩此穴位对少腹疼痛、腰腿疼痛、下肢痉挛等疾患，具有明显疗效；（4）配曲骨穴、次髎穴、三阴交穴，治疗由于湿热下注引起的月经不调、白带增多、阴门瘙痒、股癣等疾病；配肾俞穴、大赫穴、命门穴、太溪穴，治疗女子不孕症、男子不育症；配委中穴、次髎穴、膀胱俞穴，治疗膀胱炎、膀胱结石等疾患。

自我取穴按摩法

① 正立，两只手叉着两侧胯部，四指并拢平贴在小腹部，小指刚好在大腿根部，大拇指位于大腿外侧，无名指的指尖所在的部位就是这个穴位。

② 四指并拢，向下按揉穴位，有胀、酸、疼痛的感觉。

③ 两侧穴位，先左后右，每次按揉3～5分钟，也可以两侧穴位同时按揉。

取穴 按摩

▶ 精确取穴

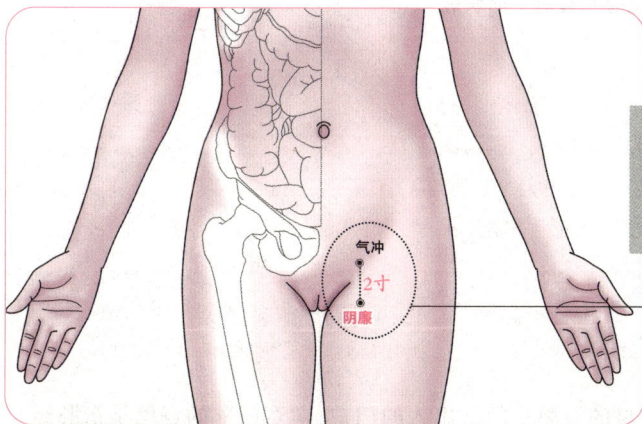

位于人体的大腿内侧，当气冲穴直下2寸，大腿根部，耻骨结节的下方，长收肌的外缘。

▶ 取穴技巧

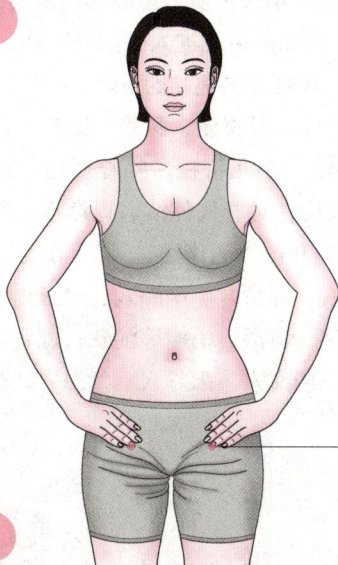

功用

收引水湿。

配伍治病

湿热下注引起的月经不调：阴廉配曲骨、次髎和三阴交。

膀胱炎、膀胱结石：阴廉配委中、次髎和膀胱俞。

正立，两手叉着胯部，四指并拢平贴于小腹部，小指刚好在大腿根部，拇指位于大腿外侧，无名指指尖所在的位置即是。

▶ 自我按摩

四指并拢向下按揉穴位，有特殊胀、酸、疼痛的感觉。每次左右各按揉3~5分钟，先左后右，或两侧同时按揉。

程度	四指按揉法	时间(分钟)
重		3~5

章门穴 五脏病变的"门户"

主 治 腹痛 腹泻 黄疸 痞块等

《针灸甲乙经》云："腰痛不得转侧，章门主之。"《备急千金要方》云："（章门）主饮食不化，入腹不出，热中不嗜食，苦吞而闻食臭，伤饱，身黄酸痛，羸瘦。"《类经图翼》云："（章门）主两胁积气如卵石，鼓胀肠鸣，食不化，胸胁痛。"《圣齐总录》云："章门二穴，脾之募……治肠鸣盈盈然食不化，胁痛不得卧，烦热口干不嗜食，胸胁支满喘息，心痛，腰痛不得转侧，伤饱身黄羸瘦，贲豚腹肿脊强，四肢懈堕，善恐少气，厥逆肩臂不举……"上面这些记载都详细说明了章门穴的功用。当遇到腹胀、胁痛、黄疸、面黄肌瘦、身体虚弱、全身无力等情况时，只需按揉这个穴位，就能够使病情得到改善。

命名：章，大木材的意思；门，出入的门户。"章门"的意思是指肝经的强劲风气在此穴位风停气息。本穴物质为急脉穴传来的强劲风气，到达本穴后，此强劲风气风停气息，就如同由此进入了门户一样，所以名"章门"。

部位：在人体的侧腹部，第11肋游离端的下际。

主治：（1）按摩这个穴位，对腹痛、腹胀、肠鸣、泄泻、呕吐、神疲肢倦、胸胁疼痛、黄疸、痞块、小儿疳积、腰脊疼痛等症状，具有明显的疗效；（2）坚持按摩这个穴位，对肝气郁结、胃痉挛、肝脾肿大、肝炎、肠炎等疾患，具有治疗、调理和改善的作用；（3）配足三里穴，治疗荨麻疹、组织胺过敏症；配天枢穴、脾俞穴、中脘穴、足三里穴，治疗由于肝脾不和引起的腹胀、痞块、胁痛、泄泻、消瘦等症状；配肾俞穴、肝俞穴、水道穴、京门穴、阴陵泉穴、三阴交穴、阳谷穴、气海穴，治疗肝硬化、肝腹水、肾炎。

自我取穴按摩法

① 正坐或仰卧，两只手的手掌心向内，指尖朝下。两侧手拇指放在第11肋骨下缘。

② 用大拇指、示指直下掌根处像鱼一样的肉厚处（即鱼际），按揉穴位，有胀痛的感觉。

③ 左右两侧穴位，每次按揉1~3分钟，也可以两侧穴位同时按揉。

取穴 按摩

▶ 精确取穴

位于人体的侧腹部，当第11肋游离端的下方。

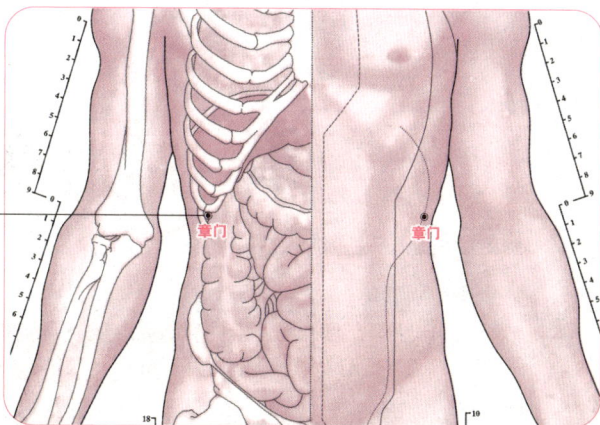

▶ 取穴技巧

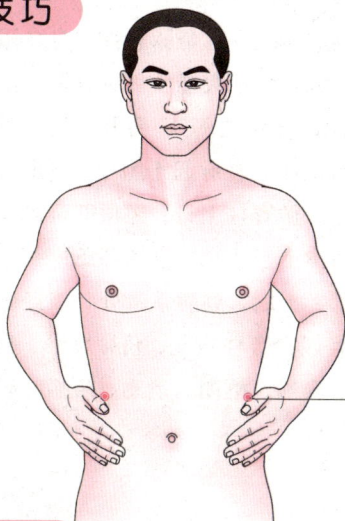

功用

降浊固土。

配伍治病

荨麻疹：章门配足三里。

肝脾不和之腹胀、泄泻等：章门配天枢、脾俞、中脘和足三里。

正坐或仰卧，双手掌心向内，指尖朝下，放在第11肋骨下缘，大拇指鱼际所按穴位即是。

▶ 自我按摩

用鱼际处按揉穴位，有胀痛的感觉。每次左右各（或双侧同时）按揉1~3分钟。

程度	拇指按揉法	时间(分钟)
轻		1~3

第 13 章

督脉经穴

督脉是人体奇经八脉之一。督脉总督一身之阳经，六条阳经都与督脉交会于大椎。督脉有调节阳经气血的作用，故称为"阳脉之海"。督脉主生殖机能，特别是男性生殖机能。督脉起于胞中，下出会阴，后行于腰背正中，循脊柱上行，经项部至风府穴，进入脑内，再回出上至头项，沿头部正中线，经头顶、额部、鼻部、上唇，到唇系带处。该经脉发生的病变，主要表现为脊柱强直、角弓反张、头重痛、项强、眩晕、癫痫、癃闭、遗溺、痔疾、妇女不孕等。

百会

脑户

风府

哑门

大椎

命门

长强

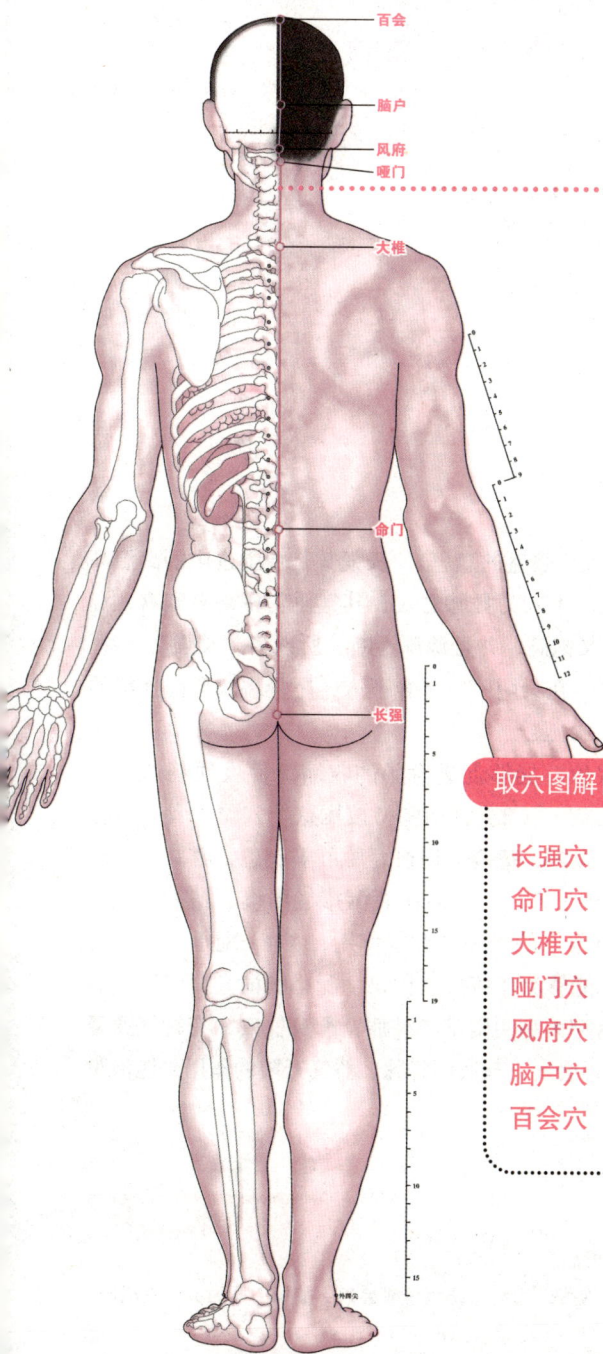

长强穴 通大便，疗便秘，止腹泻

主治 肠炎 腹泻 痔疮 便血 脱肛等

很多人有过便秘的困扰，尤其是长时间坐办公室、缺乏运动的人。长强穴能够促进直肠的收缩，使大便通畅，还能有效治疗便秘，对人体内部肠胃排毒有很好的调理作用。因此，只要每天坚持按摩长强穴，就可以有效解除便秘的困扰。关于此穴，《针灸聚英》云："长强，足少阴、少阳结会，督脉别走任脉。"《铜人腧穴针灸图经》云："（长强）针入三分，抽针以太痛为度……灸，然不及针。"《类经图翼》云："一经验治少年注夏羸瘦，灸此最效。"由此可见长强穴的重要作用。

命名：长，长久的意思；强，强盛的意思。"长强"是指胞宫中的高温高压水湿之气由此穴位外输体表。本穴为督脉之穴，其气血物质来自胞宫，温压较高，向外输出时既强劲，又饱满，并且源源不断，所以名"长强"。

部位：属督脉的第一穴位，在会阴区，尾骨下方，尾骨端与肛门连线的中点处。

主治：（1）按摩这个穴位，能够促进直肠的收缩，使大便畅通，也能治疗便秘，并且能迅速止腹泻；（2）长期坚持按压这个穴位，具有通任督、调肠腑的作用，对肠炎、腹泻，痔疮、便血、脱肛等疾患，都具有良好的治疗效果；（3）坚持按压这个穴位，还对阴囊湿疹、阳痿、精神分裂、癫痫、腰神经痛等病症，具有很好的调理和改善作用；（4）配承山穴，有清热通便、活血化瘀的作用，能够治疗痔疾、便秘；配小肠俞穴，有行气通腑、分清泌浊的作用，能够治疗大小便困难、淋症；配身柱穴，有行气通督的作用，能治疗脊背疼痛；配百会穴，有通调督脉、益气升阳的作用，能治脱肛、头昏。

自我取穴按摩法

① 正坐，上半身前俯，左手伸到臀后。
② 用中指和示指用力按揉穴位，便秘、腹泻或痔疮患者会感到酸胀，同时会感觉酸胀感向体内和四周扩散。
③ 每天分别用左右手各按揉1~3分钟，先左后右。

取穴 按摩

▶ 精确取穴

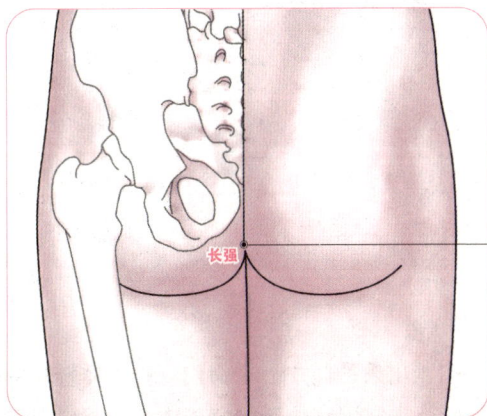

长强

位于人体的尾骨下方，当尾骨端与肛门连线的中点处。

▶ 取穴技巧

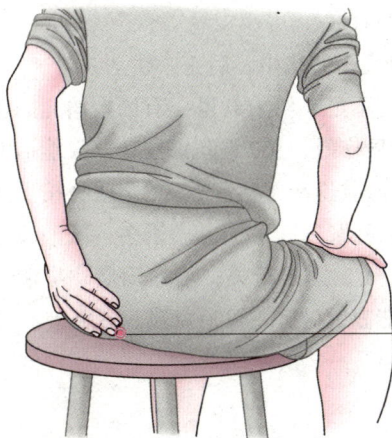

功用

向体表输送阳热之气。

配伍治病

痔疮：长强配承山。

脱肛、痔疮：长强配百会。

正坐，上身前俯，伸左手至臀后，以中指指尖所在的位置即是穴位。

▶ 自我按摩

以中指和示指用力按揉穴位，会有酸胀的感觉，并向体内及四周扩散。每次用左右手各按揉1~3分钟，先左后右。

程度	二指按揉法	时间(分钟)
轻		1~3

命门穴 关乎生命存亡的"命门"

主治 腰痛 腰扭伤 月经不调 阳痿等

《黄帝内经》载，雷公问岐伯：十二经各有一主，主在何经？岐伯答：肾中之命门为十二经之主也。……人非火不生，命门属火，先天之火也……人身先生命门而后生心……十二经非命门不生……故心得命门，而神明应物也。肝得命门，而谋虑也；胆得命门，而决断也；胃得命门，而受纳也；脾得命门，而转输也；肺得命门，而治节也；大肠得命门，而传导也；小肠得命门，而布化也；肾得命门，而作强也……是十二经为主之官，而命门为十二官之主……这段话形象概括了命门穴的重要作用。

命名：命，人的根本；门，出入的门户。"命门"指人体脊骨中的高温高压阴性水液由此穴外输督脉。本穴因其位于腰背正中部位，内连脊骨，在人体重力场中位置低下，脊骨内的高温高压阴性水液由此穴外输体表督脉，本穴外输的阴性水液有维系督脉气血流行不息的作用，是人体生命之本，故称"命门"，也称"属累穴""精官穴"。

部位：在脊柱区，第2腰椎棘突下凹陷中，后正中线上。

主治：（1）按摩此穴对肾气不足、精力衰退，有固本培元的作用，对腰痛、腰扭伤、坐骨神经痛有明显疗效；（2）经常按摩此穴能治疗阳痿、遗精、月经不调、头痛、耳鸣、四肢逆冷等疾患；（3）坚持按压此穴，能治小儿遗尿；（4）配肾俞穴能调补肾气，可治肾虚溺多、腰酸背疼；配肾俞穴、气海穴、然谷穴能补益肾气、固涩精关，治疗阳痿、早泄、滑精等症；配天枢穴、气海穴、关元穴能温肾健脾，可治肾泄、五更泄。

自我取穴按摩法

① 正坐或俯卧，两只手伸到腰背后，大拇指在前，四指在后。
② 用左手中指的指腹按住穴位，右手中指的指腹压在左手中指的指甲上。
③ 双手中指同时用力按揉穴位，有酸、胀，疼痛的感觉。
④ 左右手中指轮流在下按揉穴位，先左后右，每次按揉3~5分钟。

取穴　按摩

▶ 精确取穴

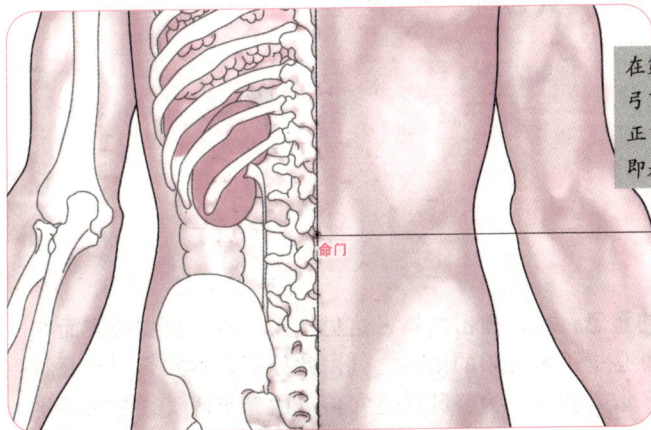

命门

在第2腰椎棘突下（两侧肋弓下缘连线中点，与肚脐正中相对），肚脐正后方即是。

▶ 取穴技巧

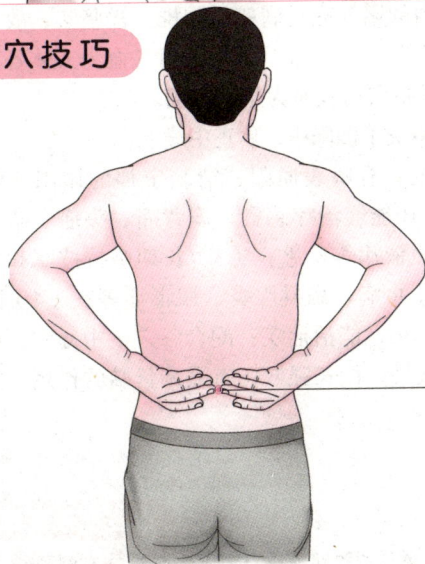

功用

接续督脉气血。

配伍治病

遗精、早泄：命门配肾俞和太溪。

破伤风抽搐：命门配百会、筋缩和腰阳关。

正坐，伸两手至背腰后，大指在前，四指在后。左右手中指指腹所在位置的穴位即是。

▶ 自我按摩

双手中指同时用力按揉穴位，有酸、胀，疼痛的感觉。每次左右手中指在下各按揉3~5分钟，先左后右。

程度	中指按揉法	时间(分钟)
重		3~5

大椎穴 小儿感冒发热不再犯愁

主治 感冒 脊痛 风疹 痤疮 骨蒸潮热等

《针灸甲乙经》云，此穴位是"三阳、督脉之会"；《类经图翼》云："又治颈瘰，灸（大椎穴）百壮，及大椎两边相去各一寸半少垂下，各三十壮。"《备急千金要方》云："凡灸疟者，必先问其病之所先发者先灸之。从头项发者，于未发前预灸大椎尖头，渐灸过时止；从腰脊发者，灸肾俞百壮；从手臂发者，灸三间。"无论孩子患了风寒感冒，还是身体其他病变引起的高烧不退，刮按孩子的大椎穴即可迅速缓解症状。

命名：大，多的意思；椎，捶击之器，这里指穴内的气血物质实而非虚。"大椎"的意思是指手足三阳的阳热之气由此处汇入本穴，并与督脉的阳气上行至头颈。本穴物质一为督脉陶道穴传来的充足阳气，二为手足三阳经外散于背部的阳气，穴内的阳气充足满盛，如椎一样坚实，故名"大椎"，也称"百劳穴""上杼穴"。"百劳"是指穴内气血为人体各条阳经上行气血汇聚而成。"上杼"是指穴内气血为坚实饱满之状。

部位：在脊柱区，第7颈椎棘突下凹陷中，后正中线上。

主治：（1）按摩这个穴位，有解表通阳、清脑宁神的作用，能够快速退烧；（2）按摩这个穴位，还能够治疗感冒、肩背痛、头痛、咳嗽、气喘、中暑、支气管炎、湿疹、血液病等疾患；（3）长期坚持按摩和针灸这个穴位，能够有效治疗体内寄生虫病、扁桃腺炎、尿毒症等；（4）配腰俞穴，有通督行气、清热截疟的作用，能治疟疾；配合谷穴、中冲穴，有解表泻热的作用，能治伤寒发热、头昏；配长强穴，有通调督脉的作用，能治脊背强痛。

自我取穴按摩法

① 正坐或俯卧，左手伸到肩后反握对侧颈部，虎口向下，四指扶右侧颈部，指尖向前。

② 大拇指的指尖向下，用指腹或指尖按揉穴位，有酸痛和胀麻的感觉。

③ 两只手先左后右，各按揉1～3分钟。

④ 或者请他人屈起示指，或者用刮痧板，帮助刮擦穴位，效果更好。

取穴 按摩

▶ 精确取穴

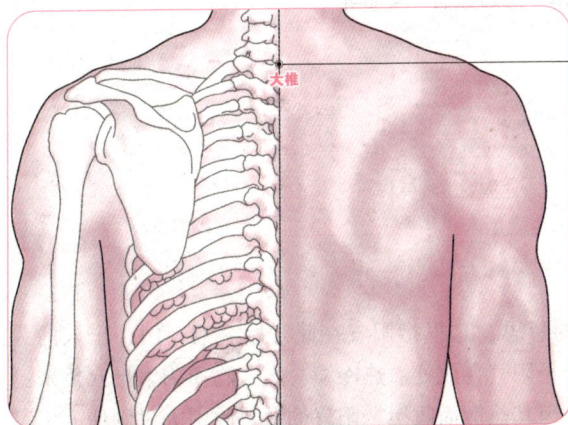

大椎

位于人体的颈部下端，当第7颈椎棘突下凹陷中。

▶ 取穴技巧

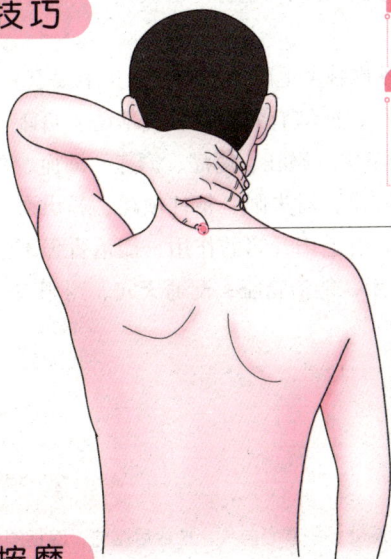

功用

益气壮阳。

配伍治病

虚损、盗汗、劳热：大椎配肺俞。

预防流脑：大椎配曲池。

正坐或俯卧，伸左手反握对侧颈部，虎口向下，四指扶右侧颈部，指尖向前。大拇指的指尖所在位置的穴位即是。

▶ 自我按摩

大拇指指尖向下，用指腹（或指尖）按揉穴位，有酸痛、胀麻的感觉。每次左右手各按揉穴位1~3分钟，先左后右。

程度	拇指按揉法	时间(分钟)
轻		1~3

哑门穴 声音沙哑不必苦恼

主治 舌缓不语 暴喑 颈项强痛 头痛等

老师们站在讲台上讲课，如果发音的方法不正确，时间一久，嗓子就会变得沙哑；领导们开会讲话，如果时间太长，也会口干舌燥，嗓子发痒，还有其他种种原因都可能导致嗓子不舒服，此时只需按摩哑门穴，就能够使症状得到缓解。需要注意的是，这个穴位很特殊，如果按摩或针灸的方法不对，不但不能治病，反而可能引起失声等后果，因此，我们自己在按摩这个穴位时一定要谨慎。

命名：哑，发不出声的意思，这里指阳气在此开始衰败；门，出入的门户。"哑门"的意思是指督阳气在此处散热冷缩。本穴物质为大椎穴传来的阳热之气，到达本穴后，因其热散而收引，阳气的散热收引太过则使人不能发声，因此名"哑门"，即失语之意，也称"舌厌穴""横舌穴""舌黄穴""舌肿穴"。

部位：位于颈后区，第2颈椎棘突上际凹陷中，后正中线上。

主治：（1）按摩这个穴位，能够有效治疗舌缓不语、喑哑、头重、头痛、颈项强急、脊强反折、脑卒中、癫狂、痫症、瘖症、衄血、重舌、呕吐等疾患；（2）坚持按摩这个穴位，对失眠、精神烦躁、鼻出血、瘫痪也具有明显疗效；（3）配关冲穴，有通阳开窍的作用，能治舌强不语；配风府穴、合谷穴，有醒脑开窍的作用，能治喑哑；配通天穴、跗阳穴，有散寒祛湿的作用，能治头重和头痛。

自我取穴按摩法

① 正坐，右手伸到颈后，放在后脑处，手掌心向头，扶住后脑勺，四指的指尖指向左斜上方，大拇指的指腹所在处就是这个穴位。
② 左手的大拇指的指腹或者指尖按揉穴位，有酸痛和胀麻的感觉。
③ 先用左手，后用右手，分别按揉穴位，每次按揉3~5分钟。

取穴 按摩

▶ 精确取穴

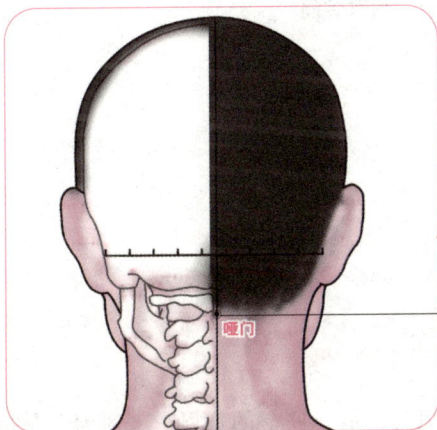

位于项部，当后发际正中直上0.5寸，第2颈椎棘突上际凹陷中。

哑门

▶ 取穴技巧

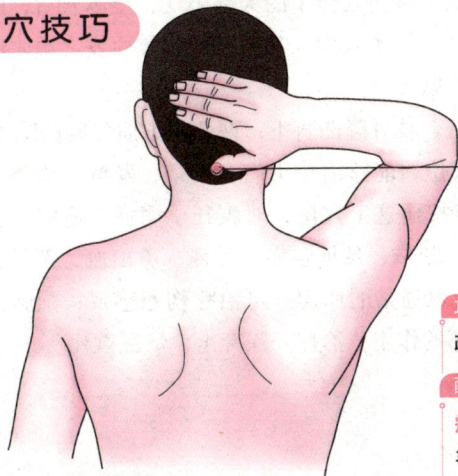

正坐，伸右手置于后脑处，掌心向头，扶住后脑勺，四指指尖指向斜上方，拇指指腹所在的穴位即是。

功用
疏风通络，开窍醒脑。

配伍治病
癫狂、癫痫：哑门配百会、水沟、丰隆和后溪。
脑卒中失语、不省人事：哑门配风池和风府。

▶ 自我按摩

大拇指指尖向下，用指腹（或指尖）按揉穴位，有酸痛、胀麻的感觉。每次左右手各按揉3~5分钟，先左后右。

程度	拇指按揉法	时间(分钟)
轻		3~5

风府穴 感冒头疼不再打针吃药

主治 头痛 眩晕 脑卒中 咽喉肿痛

如果患上了风寒感冒，头痛发烧，或后脑疼痛、颈项肩背僵硬、头不能回，只要按压风府穴，就能很快止痛。《针灸甲乙经》云，此穴位是"督脉、阳维之会。"《针灸聚英》云：风府穴在"项后入发际一寸，大筋内宛宛中。疾言其肉立起，言休立下。"《资生经》云："风府者，伤寒所自起，壮人以毛裹之；南人怯弱者，亦以帛护其项。"《铜人腧穴针灸图经》云：风府穴，"禁不可灸。不幸，使人失喑。"《扁鹊心书》云："但此穴入针，人即昏倒，其法向右耳入三寸，则不伤大筋而无晕，乃千金妙法也。"这些描述，既指出了此穴位的性质，也指明了它的特殊性。因此，我们在使用这个穴位治疗疾病时一定要小心谨慎。

命名：风，指穴内气血为风气；府，府宅的意思。"风府"是指督脉之气在此吸湿化风。本穴物质为哑门穴传来的天部阳气，至本穴后，此气散热吸湿，并化为天部横行的风气。本穴为天部风气的重要生发之源，所以名"风府"，也称"舌本穴""鬼穴"。

部位：位于人体的颈后区，枕外隆凸直下，两侧斜方肌之间凹陷中。

主治：（1）按摩这个穴位，能够治疗头痛、眩晕、暴喑不语、咽喉肿痛、感冒、发热；（2）坚持按压这个穴位，对癫狂、痫症、癔症、脑卒中不语、悲恐惊悸、半身不遂、眩晕、颈项强痛、目痛、鼻出血，都具有良好的疗效；（3）配风市穴有疏风通络的作用，可治疗伤寒感冒；配肺俞穴、太冲穴、丰隆穴，有理气解郁的作用，治疗狂躁奔走，烦乱欲死。

自我取穴按摩法

① 正坐或俯卧，两只手伸到颈后，放在后脑处。

② 手掌心向头，扶住后脑勺，左手在下，四指的指尖指向右上方，大拇指的指尖向下按住穴位；右手在左手上，右手大拇指的指腹按在左手大拇指的指甲上。

③ 双手的大拇指向下用力按揉穴位，有酸痛的感觉。

④ 左右两手的大拇指轮流放在下面按揉穴位，先左后右，每次按揉1~3分钟。

取穴 按摩

▶ 精确取穴

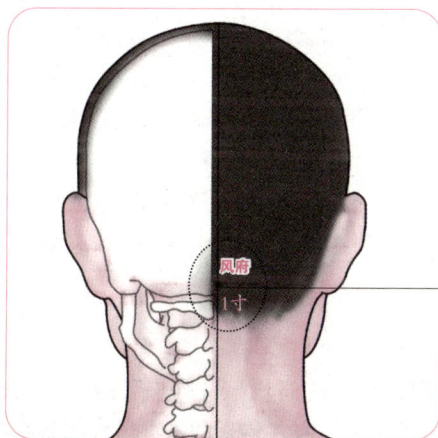

当后发际正中直上1寸，枕外隆凸直下，两侧斜方肌之间凹陷处。

▶ 取穴技巧

功用
清热散风，通关开窍。

配伍治病
伤寒感冒： 风府配风市。
癫狂、多言： 风府配肺俞、太冲和丰隆。

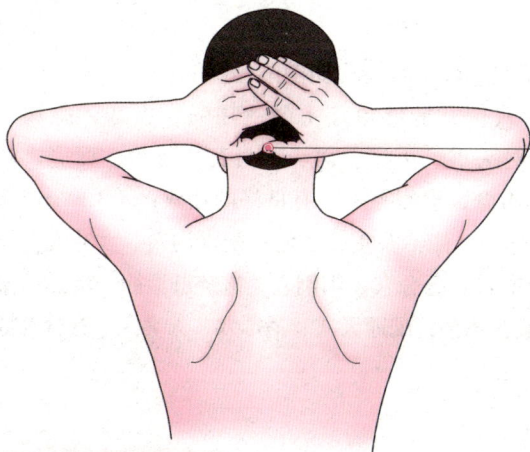

正坐或俯卧，伸左手过颈，置于后脑处，掌心向头，扶住后脑勺，四指指尖指向头顶，大拇指指尖所在位置的穴位即是该穴。

▶ 自我按摩

大拇指指尖相互叠加，用指腹（或指尖）按揉穴位，有酸痛、胀麻的感觉。每次按揉1~3分钟。

程度	拇指压法	时间(分钟)
重		1~3

脑户穴 头痛感即刻减轻的方法

主治 头晕 头痛 失音 癫痫等

　　超负荷工作、心理负担重、身体罹患疾病，常让人感到头痛。此时，按摩脑户穴，能有效缓解头痛。《针灸甲乙经》云，这个穴位是"督脉、足太阳之会。"《黄帝内经·素问》云："刺头中脑户，入脑立死。"《针灸聚英》引《铜人腧穴针灸图经》云："禁灸，灸之令人哑；或灸七壮，妄灸令人喑。"上面这些描述，说明了此穴的性质和意义，也提到了它的特殊性。因此，我们在利用这个穴位治疗疾患时要特别小心，如果不小心刺中脑户穴下的脑髓，病人会立刻死亡。

　　命名：脑，大脑的意思；户，出入的门户。"脑户"指督脉气血在此变为天之下部的水湿之气。本穴物质为风府穴传来的水湿风气和膀胱经外散而至的寒湿水气，到达本穴后，二气相合变为天之下部的水湿之气，此气能随人体所受风寒冷降归地并入于脑，所以名"脑户"，也称"匝风""会额""合颅""仰风""会颅""迎风"。

　　部位：这个穴位在头部，枕外隆凸的上缘凹陷中。

　　主治：（1）按摩这个穴位，能够治疗头晕、项强、失音、癫痫；（2）坚持按摩这个穴位，对头重、头痛、面赤、目黄、眩晕、面痛、喑哑、项强、癫狂痫症、舌本出血、瘿瘤等疾患有良好的疗效；（3）配通天穴、脑空穴，有行气祛湿的作用，能治头重、头痛；配水沟穴、太冲穴、丰隆穴，能治癫狂痫症；配胆俞穴、意舍穴、阳纲穴，有疏肝泄胆、清热祛湿的作用，能治目黄、胁痛、食欲不振；配通天穴、消泺穴、天突穴，有行气散结的作用，能治瘿瘤。

自我取穴按摩法

① 正坐，两只手伸过颈项，放在后脑处，手掌心向头，扶住后脑勺，四指的指尖向头顶，大拇指的指腹所在的部位就是这个穴位。

② 大拇指的指尖相互叠加向下，用指腹或指尖按揉穴位，有酸痛、胀麻的感觉。

③ 两只手的大拇指轮流在下按揉穴位，先左后右，每次按揉3～5分钟。

取穴 按摩

▶ 精确取穴

脑户
1.5寸
风府

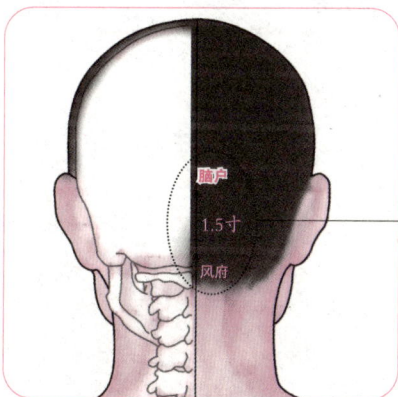

位于人体的头部，风府穴上1.5寸，枕外隆凸的上缘四陷中。

功用
降浊升清。

配伍治病
头重痛：脑户配通天和脑空。
癫狂痫症：脑户配水沟、太冲和丰隆。

▶ 取穴技巧

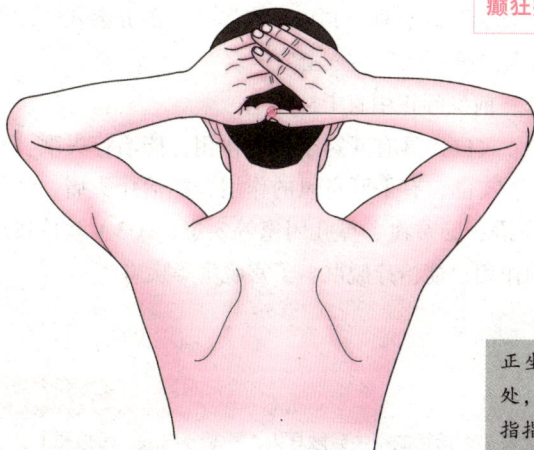

正坐，伸两手过颈，置于后脑处，掌心向头，扶住后脑勺，四指指尖向头顶，拇指指腹所在的穴位即是。

▶ 自我按摩

大拇指相互叠加，用指腹（或指尖）向下按揉穴位，有酸痛、胀麻的感觉。每次左右手拇指轮流在下，各按揉3~5分钟。

程度	拇指叠加按揉法	时间(分钟)
重		3~5

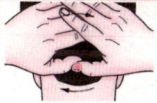

百会穴 忧郁、烦躁、失眠按百会

主治　脑卒中　失语　头痛　脱肛等

如果你长期感到忧郁、情绪不佳、头昏、脑涨、胸闷、失眠，只需按压这个穴位，就能起到很好的调理作用。此穴位名首现于《针灸甲乙经》，属督脉，别名"三阳五会"。《采艾编》云："三阳五会，五之为言百也。"意思就是说人体百脉于此处交会。由于是百脉之会的地方，自然也是百病所主的地方，因此这个穴位可以治疗很多疾病，故而是中医临床中常用的穴位之一。《圣济总录》云："凡灸头顶，不得过七壮，缘头顶皮薄，灸不宜多。"《普济方》云："北人始生子，则灸此穴，盖防他日惊风也。"《类经图翼》云："若灸至百壮，停三五日后绕四畔，用三棱针出血，以井花水淋之，令气宣通，否则恐火气上壅，令人目暗。"这些描述都指明了这个穴位的性质，也说明了它的特殊性。

命名：百，数量词，多的意思；会，交会。"百会"指手足三阳经及督脉的阳气在此交会。本穴在人的头顶，是人的最高处，因此人体各经上传阳气都交会于此，所以名"百会"，也称"顶中央穴""三阳五会穴""天满穴""天蒲穴""三阳穴""五会穴""巅上穴"。

部位：位于人体头部，前发际正中直上5寸。

主治：（1）按摩这个穴位，具有开窍宁神的作用，能治疗失眠、神经衰弱；（2）坚持按压这个穴位，有平肝息风的作用，能治疗头痛、眩晕、休克、高血压、脑卒中失语、脑贫血、鼻孔闭塞等疾患；（3）坚持按压这个穴位，还有升阳固脱的作用，能治疗脱肛、子宫脱垂等疾患。

自我取穴按摩法

① 正坐，举起双手，张开虎口，大拇指的指尖碰触耳尖，手掌心向头，四指朝上。
② 双手的中指在头顶正中相碰触。
③ 先将左手的中指按压在穴位上，再将右手的中指按在左手中指的指甲上。
④ 双手的中指交叠，同时向下用力按揉穴位，有酸胀、刺痛的感觉。
⑤ 每次按揉1~3分钟。

取穴　按摩

▶ 精确取穴

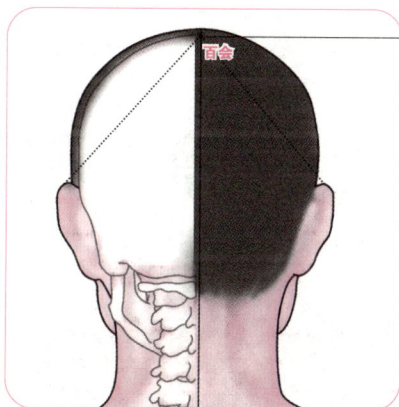

位于头部，当前发际正中直上5寸，或两耳尖连线中点处。

▶ 取穴技巧

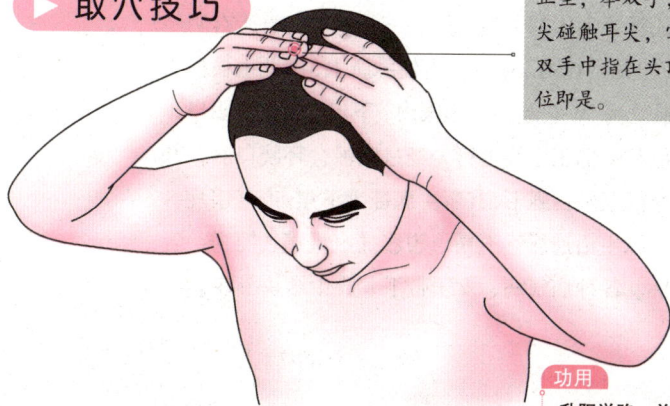

正坐，举双手，虎口张开，大拇指指尖碰触耳尖，掌心向头，四指朝上，双手中指在头顶正中相碰触，所在穴位即是。

功用

升阳举陷、益气固脱。

配伍治病

脑卒中失音不能言语：百会配天窗。

小儿脱肛：百会配长强和大肠俞。

▶ 自我按摩

先将左手中指按压在穴位上，右手中指按在左手中指指甲上，双手中指交叠，同时向下用力按揉穴位，有酸胀、刺痛的感觉。双手中指轮流在下，各按揉1~3分钟。

程度	中指叠加按揉法	时间(分钟)
重		1~3

第 **14** 章

任脉经穴

　　任脉是人体的奇经八脉之一，它与全身所有阴经相连，身体的精血、精液都由任脉所主，因此也被称为"阴脉之海"。它起始于小腹内，下出会阴，经阴阜，沿腹部和胸部正中线上行，经过咽喉，环绕口唇，并向上分行至两目眶下，其所主病证为下焦、产育诸症。

　　任脉主治遗尿、遗精、腹胀痛、胃痛、呃逆、舌肌麻痹、各种疝气病、女子带下、腹中结块等症。

神阙

关元

中极

会阴

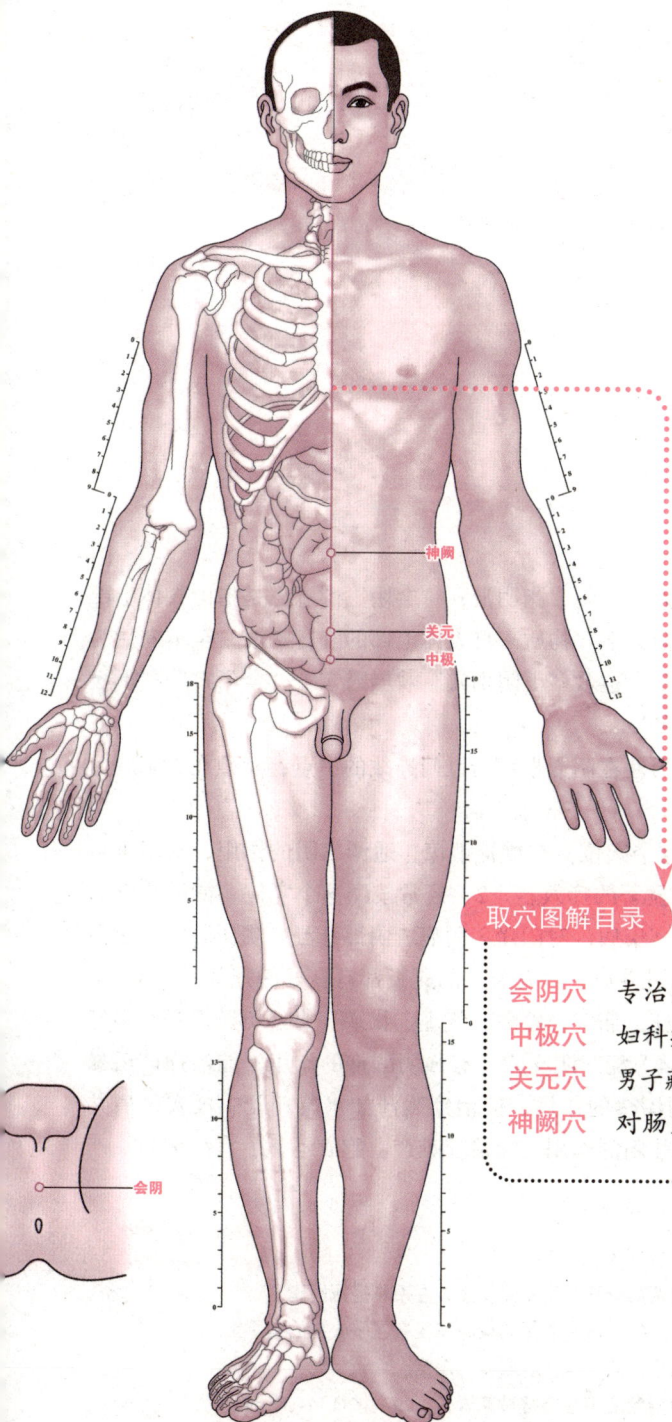

会阴穴 专治男女性功能障碍

主治 小便不利 脱肛 阴挺 遗精等

据《针灸甲乙经》记载，会阴穴是"任脉别络，侠督脉、冲脉之会。"《针灸聚英》云："卒死者，针一寸，补之。溺死者，令人倒驮出水，针补，尿屎出则活。余不可针。"《普济方》云："(会阴穴主) 女子经不通，男子阴端寒冲心。"《铜人腧穴针灸图经》云："灸(会阴)三壮，主会阴、谷道瘙痒。"以上描述，说明了会阴穴的性质和功用。经常按摩这个穴位，可以治疗男女性功能障碍，因为按摩该穴能促进人体内分泌，使控制性功能的神经中枢保持活跃。

命名：会，交会的意思；阴，指阴液；"会阴"的意思是指由人体上部降行的地部阴液在此交会。本穴物质来自人体上部的降行水液，至本穴后为交会状，所以名"会阴"，也名"下阴别穴""屏翳穴""金门穴""下极穴""平翳穴""海底穴"。

部位：在会阴区，男性在阴囊根部与肛门连线的中点；女性在大阴唇后联合与肛门连线的中点。

主治：（1）按摩这个穴位，有醒神镇惊、通调二阴的作用，对溺水窒息、产后昏迷不醒具有显著的疗效；（2）经常按摩这个穴位，能够治疗男女性功能障碍、生殖器官疾病，对阴痒、阴痛、阴部汗湿、阴门肿痛、小便难、大便秘结、闭经、阴道炎、睾丸炎、阴囊炎都有良好的疗效；（3）坚持按摩这个穴位，对癫狂、疝气、腰酸、气虚、畏寒、月经不调都具有很好的调理和保健作用；（4）配三阴交穴，有强阴醒神的作用，能治疗产后暴厥；配鱼际穴，有养阴泻热的作用，能治疗阴汗如水流；配中极穴、肩井穴，有行气通络、强阴壮阳的作用，能治疗难产、胞衣不下、宫缩无力、产门不开等症状。

自我取穴按摩法

① 正坐，腰背后靠，或者两脚分开，呈半蹲状态，左手掌轻握阴囊。
② 用左手中指的指腹按压穴位，右手中指的指腹按压在左手中指的指甲上。
③ 两手的中指交叠，用指腹用力按揉，有酸胀的感觉。
④ 每天早、晚用左右手中指轮流下在交叠按摩穴位，每次按揉1~3分钟。

取穴 按摩

▶ 精确取穴

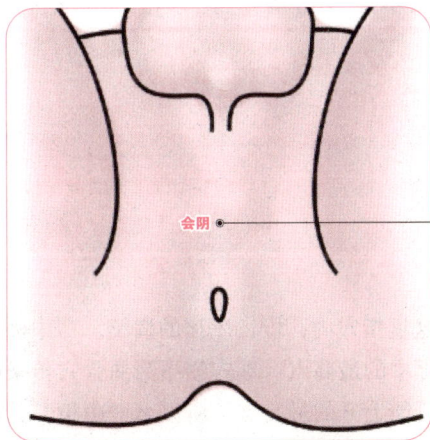

位于人体的会阴部，男性会阴位于当阴囊根部与肛门连线的中点。

会阴

功用
疏导水液、生发任脉经气。

配伍治病
癫狂痫：会阴配神门。
溺水窒息：会阴配水沟。

▶ 取穴技巧

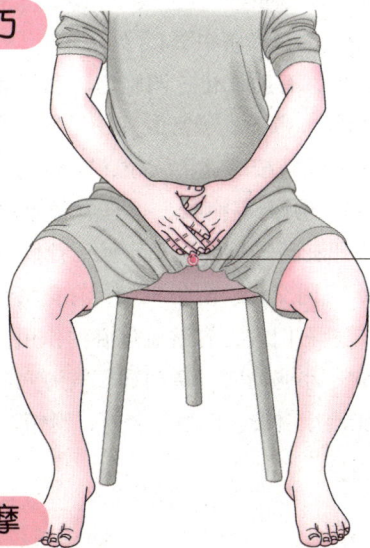

正坐，腰背后靠（或两脚分开，半蹲），左手掌轻握阴囊，左手中指指腹所在穴位即是。

▶ 自我按摩

左手中指指腹按压在穴位上，右手中指指腹按压在左手中指指甲上，两手中指交叠，以指腹用力按揉，有酸胀的感觉。每天早、晚，左右手中指交叠互换，各按揉1~3分钟。

程度	中指叠加按压法	时间(分钟)
重		1~3

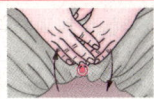

中极穴 妇科疾病不用愁

主治 尿频　尿急　月经不调　不孕等

据《针灸甲乙经》记载,中极穴是"足三阴、任脉之会。"《类经图翼》云:"中极穴,孕妇不可灸。"意思是说,怀孕的女性千万不能针灸这个穴位。这个穴位是治疗各种妇科疾病的首选穴位,如月经不调、痛经、不孕、子宫脱垂等,都可以通过坚持按压这个穴位来进行调理和治疗。此外,这个穴位对遗精、阳痿等男性生理和性功能方面的疾患,也有很好的调理与保健作用。

命名:中,与外相对,这里指穴内;极,屋顶的横梁。"中极"的意思是指任脉气血在此达到了天部中的最高点。本穴物质为曲骨穴传来的阴湿水气,上升至中极时,达到其所能上升的最高点,所以名"中极",也称"气原穴""玉泉穴""膀胱募穴""气鱼穴"。

部位:在下腹部,前正中线上,当脐中下4寸处。

主治:(1)按摩这个穴位,有助气化、调胞宫、利湿热的作用,能治疗遗精、阳痿、月经不调、痛经、带下、子宫脱垂、早泄、产后恶露不止、胞衣不下、水肿等病症;(2)坚持按摩这个穴位,对疝气、不孕、崩漏、白浊、积聚疼痛、阴痛、阴痒、阴挺等症状,也具有很好的调理和保健作用;(3)配膀胱俞穴,有调理脏腑气机的作用,能治疗膀胱气化功能不足引起的小便异常;配关元穴、三阴交穴、阴陵泉穴,有化气行水的作用,能治疗尿潴留、淋症;配阴交穴、石门穴,有活血化瘀的作用,能治疗闭经、恶露不止;配中封穴、脾俞穴、小肠俞穴、章门穴、气海穴、关元穴,有调养肝脾、调理冲任的作用,能治疗白带、白浊、梦遗、滑精。

自我取穴按摩法

① 正坐或仰卧,双手放在小腹上,手掌心朝下,用左手中指的指腹按压穴位,右手中指的指腹按压在左手中指的指甲上。

② 用两只手的中指同时用力按揉穴位,有酸胀的感觉。

③ 每天早、晚,两只手的中指轮流在下按揉穴位,每次按揉1~3分钟。

取穴 按摩

▶ 精确取穴

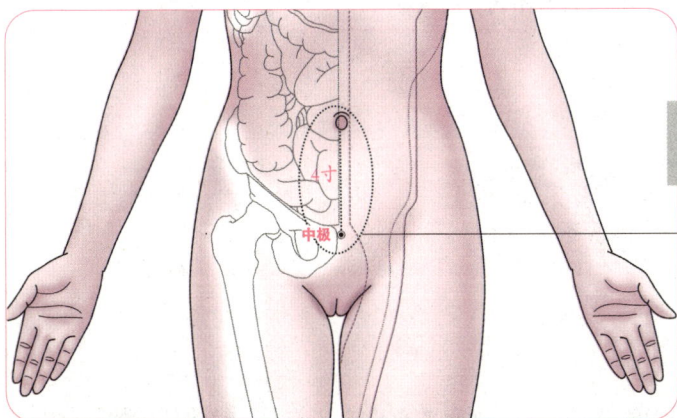

位于下腹部前正中线上，当脐中下4寸。

4寸
中极

▶ 取穴技巧

正坐，双手置于小腹，掌心朝下，左手中指指腹所在位置的穴位即是。

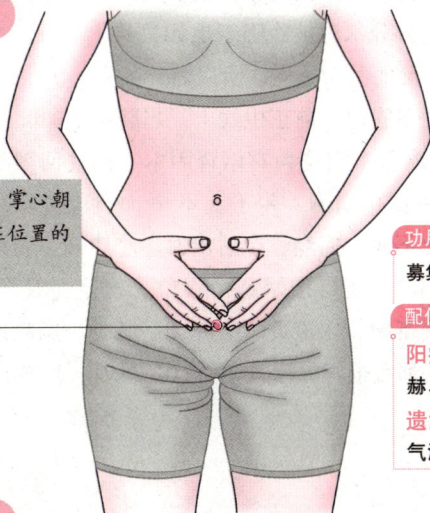

功用
募集膀胱经水湿。

配伍治病
阳痿、早泄：中极配大赫、肾俞和阴交。
遗溺不止：中极配阴谷、气海和肾俞。

▶ 自我按摩

以左手中指的指腹按压穴位，右手中指的指腹按压在左手中指指甲上，同时用力按揉穴位，有酸胀的感觉。每次左右手中指轮流在下，各按揉1~3分钟。

程度	中指叠加按揉法	时间(分钟)
重		1~3

关元穴 男子藏精、女子蓄血之处

主治 阳痿 早泄 月经不调 崩漏等

关元穴又称"丹田"，据《针灸甲乙经》记载，它为"足三阴、任脉之会。"《圣惠方》云："引岐伯云，但是积冷虚乏病，皆宜灸之。"《类经图翼》云："此穴当人身上下四旁之中，故又名大中极，乃男子藏精、女子蓄血之处。"《扁鹊心书》云："每夏秋之交，即灼关元千壮，久久不畏寒暑。人至三十，可三年一灸脐下三百壮；五十，可二年一灸脐下三百壮；六十，可一年一灸脐下三百壮，令人长生不老。"由此可见，这个穴位对人体保健具有重要意义。经常按摩这个穴位，能够治疗男性性功能障碍，如阳痿、早泄、遗精、气虚、体弱等，对女性月经不调、痛经、带下等症状也有很好的调理与保健作用。

命名：关，关卡的意思；元，元首的意思。"关元"指的是任脉气血中的滞重水湿在此处不得上行。因为本穴物质为中极穴吸热上行的天部水湿之气，到达本穴后，大部分水湿被冷降于地，只有小部分水湿之气吸热上行，此穴位就如同天部水湿的关卡一样，所以名"关元"。

部位：在人体的下腹部，前正中线上，当脐中下3寸。

主治：（1）按摩这个穴位，有培肾固本、调气回阳的作用，能够治疗阳痿、早泄、月经不调、崩漏、带下、不孕、子宫脱垂、闭经、遗精、遗尿、小便频繁、小便不通、痛经、产后出血、小腹痛、腹泻、腹痛、痢疾、完谷不化等症状；（2）坚持按摩这个穴位，对全身衰弱、尿路感染、肾炎、疝气、脱肛、脑卒中、尿道炎、盆腔炎、肠炎、肠粘连、神经衰弱、小儿消化不良等疾患，都有很好的疗效，而且有调理、改善的作用。

自我取穴按摩法

① 正坐或仰卧，双手放在小腹上，手掌心朝内，用左手中指的指腹按压穴位，右手中指的指腹按压在左手中指的指甲上。

② 用两手中指同时用力按揉穴位，有酸胀的感觉。

③ 每天早、晚，左右手中指轮流在下按揉穴位，先左后右，每次按揉1~3分钟。

取穴 按摩

▶ 精确取穴

脐中

3寸

关元

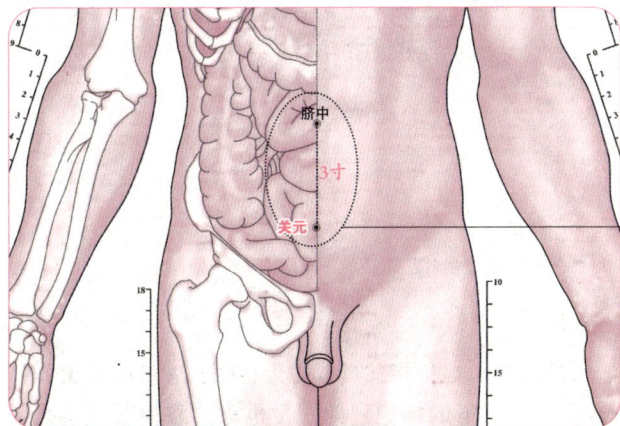

位于下腹部前正中线上，当脐中下3寸。

▶ 取穴技巧

功用

募集小肠经气血、传导任脉水湿。

配伍治病

脑卒中脱证：关元配气海、肾俞和神阙。

虚劳、里急、腹痛：关元配足三里、脾俞和公孙。

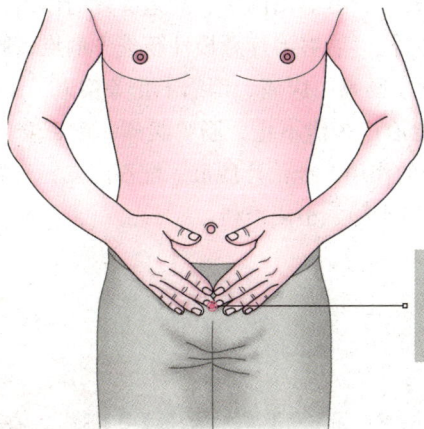

正坐，双手置于小腹，掌心朝内，左手中指指腹所在位置的穴位即是。

▶ 自我按摩

以左手中指指腹按压穴位，右手中指指腹按压在左手中指指甲上，同时用力按揉穴位，有酸胀的感觉。每次左右手中指轮流在下，各按揉1~3分钟，先左后右。

程度	中指叠加按揉法	时间(分钟)
重		1~3

神阙穴 对肠炎、腹痛、腹泻有特效

主治 腹满　水肿　腹泻　阴痒　小便不利

神阙穴是人体任脉的重要穴位之一，也是人体的长寿大穴，它与人体的生命活动密切相关。母体中的胎儿靠脐带、胎盘呼吸，属于先天真息状态；胎儿脱离母体后，脐带被切断，先天呼吸中止，后天肺呼吸才开始工作。脐带、胎盘紧连在脐中，因而，没有神阙穴，生命就不复存在。经常按摩神阙穴，可以使人体真气充盈、精神饱满、体力充沛、腰肌强壮、面色红润、耳聪目明、轻身延年，并对腹痛肠鸣、水肿鼓胀、泻痢脱肛、脑卒中等有独特的疗效。

命名：神，尊、上、长的意思，这里指父母或先天；阙，牌坊的意思。"神阙"的意思是指先天或前人留下的标记。此穴位也称"脐中""脐孔穴""气合穴""命蒂穴"等。

部位：在人体的腹中部，肚脐中央。

主治：（1）按摩这个穴位，有温阳固脱、健运脾胃的作用，对小儿泻痢有特效；（2）按摩这个穴位，能够治疗急慢性肠炎、痢疾、脱肛、子宫脱垂、水肿、脑卒中、中暑、肠鸣、腹痛、泻痢不止等疾患；（3）配关元穴，有温补肾阳的作用，能治疗久泄不止、肠鸣腹痛；配百会穴、膀胱俞穴，有升阳举陷、回阳固脱的作用，能治疗脱肛；配石门穴，有温阳利水、通经行气的作用，能治疗大腹水肿、小便不利。

自我取穴按摩法

① 正坐或仰卧，双手轻搓直到微热，用左手手掌的掌心覆盖在肚脐上，右手手掌的掌心覆盖在左手的掌背。

② 双手的手掌同时用力按揉穴位，有酸痛感。

③ 每天早、晚左右手轮流在下按揉穴位，先左后右，每次按揉1~3分钟。

取穴　按摩

▶ 精确取穴

神阙

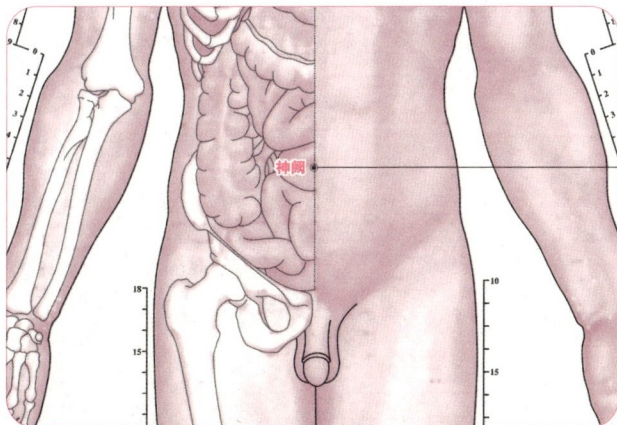

位于人体的腹中部，脐中央。

▶ 取穴技巧

功用
温阳固脱、健运脾胃。

配伍治病
泻痢便秘、绕脐腹痛：神阙配公孙、水分、天枢和足三里。
脱肛、小便不禁：神阙配长强、气海和关元。

在肚脐正中取穴即可。

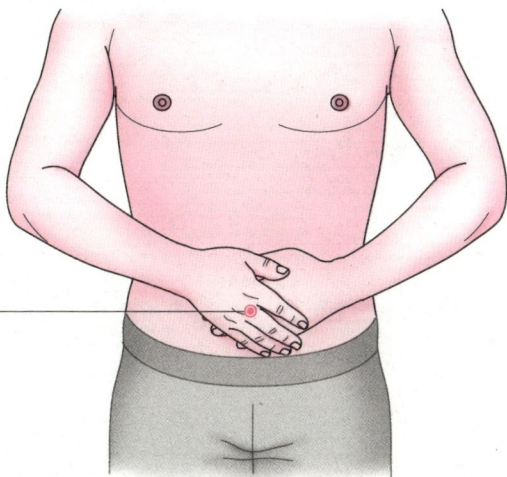

▶ 自我按摩

用左手掌心对准肚脐，覆盖在肚脐上，右手手掌覆盖于左手掌背，两手手掌同时用力按揉穴位，有酸痛感。左右手轮流在下，各按揉1~3分钟。

程度	双掌压法	时间(分钟)
轻		1~3

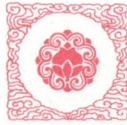